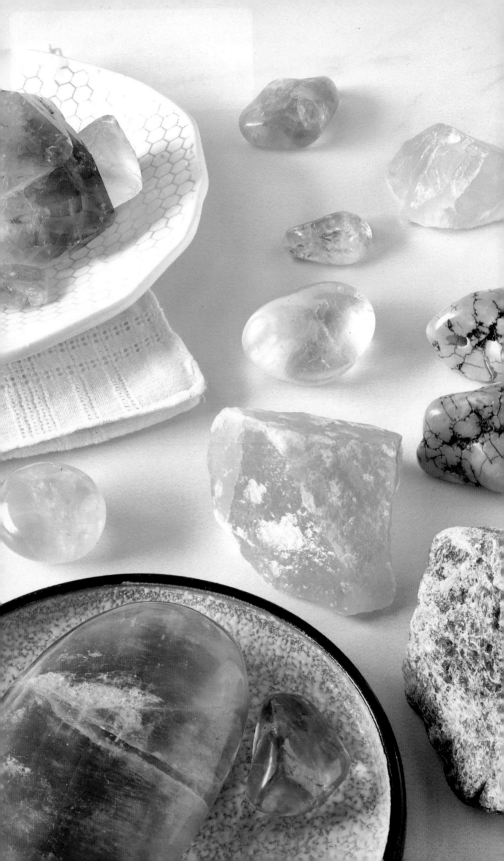

Cristales

Guía

Práctica

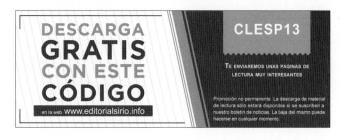

Título original: Crystal for Beginners. The Guide to Get Started with the Healing Power of Crystals
Traducido del inglés por Pedro García Luna
Diseño de portada: Editorial Sirio, S.A.
Maquetación: Toñi F. Castellón

©   de la edición original
    2017, Karen Frazier

    Publicado en inglés por Althea Press, un sello de Callisto Media Inc.

©   fotografías
    Lucia Loiso, cubierta y páginas 2, 10,13-16, 19, 28, 30, 46, 58, 68-70, 73, 75, 77, 79, 81, 83, 85,
    87, 89, 91, 92, 134-136 y 188.
    Para créditos adicionales, ir a la página 208

©   ilustraciones
    Megan Dailey, páginas 39, 61, 151, 153, 163, 165, 169, 177, 181, 185 y 187

©   de la presente edición
    EDITORIAL SIRIO, S.A.
    C/ Rosa de los Vientos, 64
    Pol. Ind. El Viso
    29006-Málaga
    España

www.editorialsirio.com
sirio@editorialsirio.com

I.S.B.N.: 978-84-18000-43-0
Depósito Legal: MA-887-2020

Impreso en Imagraf Impresores, S. A.
c/ Nabucco, 14 D - Pol. Alameda
29006 - Málaga

Impreso en España

Puedes seguirnos en Facebook, Twitter, YouTube e Instagram.

Karen Frazier

Cristales

—— Guía ——

Práctica

Manual fácil para
descubrir el poder curativo
de los cristales

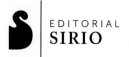

EDITORIAL
SIRIO

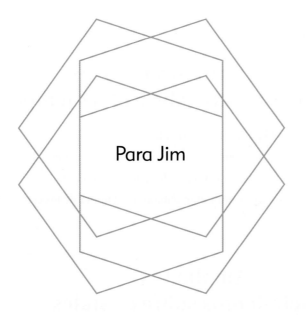

Para Jim

ÍNDICE

3.ª PARTE. Mejora tu vida con los cristales

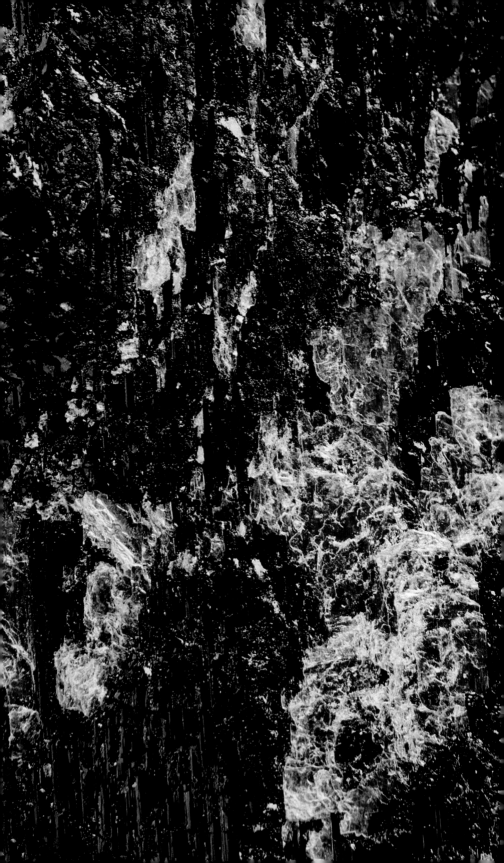

INTRODUCCIÓN

Vivimos en un mundo moderno que ejerce una presión tremenda sobre el cuerpo, la mente y el espíritu. Prácticamente todo lo que hacemos en nuestras vidas diarias —desde los alimentos que consumimos hasta la política, la vida laboral y las aficiones— altera nuestro equilibrio. Pero para llegar a nuestro estado óptimo dicho equilibrio es imprescindible.

Hace varios años tenía un trabajo estresante en una empresa a la que parecía que no le importaban mucho sus empleados. Las idas y venidas a la oficina me costaban horas. Mi hijo era muy activo y mi marido tenía una profesión aún más absorbente que la mía. Con las frenéticas ocupaciones de nuestras vidas, sacrificaba cosas que sabía que «debía» hacer: seguir una dieta nutritiva, hacer ejercicio de manera regular y disfrutar de aficiones que me permitieran frenar un poco y buscar el equilibrio.

Como estaba ocupada y estresada constantemente, todos los aspectos de mi vida sufrían por ello. Mi salud era mala y mis dolores, crónicos. La relación con mi marido carecía de la intimidad emocional que una vez compartimos. Era infeliz. Me sentía profesional y personalmente atorada en una existencia hiperactiva y sin alegría.

Un sábado tuve un rato totalmente libre de obligaciones, así que decidí salir a dar una vuelta y acabé en una tienda enorme de cristales y abalorios que estaba a una media hora de mi casa. Me atrajo la sección de piedras semipreciosas, en la que compré varias gemas y accesorios para joyería, que era algo que no me había interesado nunca.

Ese mismo día, después, cuando estaba sentada a mi mesa de despacho enhebrando cuentas, descendió sobre mí una gran calma. Sentía que mi mente, de ordinario errática y activa, tenía propósito y enfoque. Me sentí conectada a partes de mí misma de cuya existencia casi me había olvidado. Noté que la alegría me emocionaba. Al trabajar con las gemas y los abalorios, se generó un estado meditativo y dichoso que no había experimentado en mucho tiempo, y eso me intrigó.

Aunque siempre me han atraído los cristales —y tuve también una profunda experiencia curativa en la treintena—, últimamente habían quedado como en el trasfondo de mi vida. No los había utilizado durante muchos años. Trabajar con las cuentas aquel sábado me hizo recordar las experiencias positivas anteriores que había tenido con los cristales, y eso me llevó a un nuevo camino.

He estado coleccionando y trabajando con cristales desde entonces. Los tengo por toda la casa y los utilizo en mis propias prácticas curativas personales y con la gente que viene a mí para someterse a una curación energética. Los cristales son una parte tan importante de mi vida que he compartido los conocimientos que tengo de ellos en mi libro *Crystals for Healing* [Cristales para la sanación]. Sin embargo, aunque se trata de una guía muy completa, me di cuenta de que quienes están empezando a trabajar con los cristales necesitaban un libro específicamente escrito para ellos. Por eso he escrito este libro. Lo he concebido para que te proporcione la información básica y las aplicaciones prácticas que te permitan experimentar los potentes cambios que pueden proporcionar estos maravillosos elementos de la Tierra.

Introducción a los cristales y sus aplicaciones terapéuticas

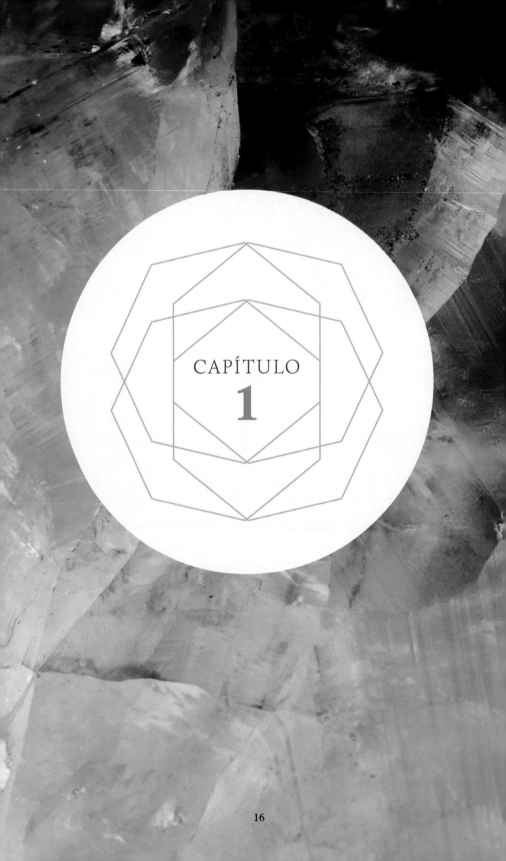

CAPÍTULO

1

EL PODER *de los* CRISTALES

Durante siglos, las distintas civilizaciones han valorado los cristales como piedras preciosas y semipreciosas por su belleza, así como por las excepcionales energías vibratorias que residen en cada uno de ellos y que pueden ayudar a sanar el cuerpo, la mente y el espíritu. A lo largo de la historia, las sociedades, como las antiguas de Mesopotamia, Egipto, China y Grecia, han utilizado cristales por sus propiedades curativas. Esa costumbre prosiguió a través de las épocas, aunque se redujo durante el Renacimiento, cuando la gente creía que las propiedades de los cristales podían provenir tanto de ángeles buenos como de ángeles malos.

La utilización de los cristales volvió a emerger hace unos cuarenta años y su popularidad como modalidad de curación energética sigue aumentando. Sin embargo, en la moderna era científica puede resultar difícil comprender que una piedra pueda proporcionar algún tipo de curación. La respuesta reside en las energías vibratorias que se encuentran en los cristales y en cómo afectan a los campos energéticos de todo lo que haya alrededor de ellos, incluso el campo energético humano.

¿Qué son los cristales?

Los cristales son elementos naturales que provienen de la Tierra. Un cristal auténtico posee una agrupación organizada de moléculas unitarias que forman un exclusivo patrón de entramado, conocido como sistema cristalino. Los cristales curativos se agrupan en seis patrones de entramado (ver la página siguiente). Existe también una categoría de piedras conocidas como cristales «amorfos», aunque en realidad no son cristales auténticos, puesto que no poseen una estructura cristalina interior. Algunos de estos cristales amorfos son el ámbar, la obsidiana, el ópalo y las tectitas. Cada uno de ellos tiene sus propiedades características y exclusivas.

CRISTALES Y COLORES

Es absolutamente cierto que el color de un cristal puede hacer que te resulte más o menos atractivo. Pero el color también cumple un papel importante en su impacto energético y curativo. Hablaré de esto más adelante y con más detalle, pero hay unos cuantos datos básicos que has de saber acerca de los cristales y sus colores. El color de un cristal depende de tres aspectos:

- De cómo absorba la luz.
- De los minerales y elementos químicos concretos que contenga.
- De sus impurezas.

Los minerales y las impurezas modelan qué longitudes de ondas lumínicas absorberá el cristal y el color que aparecerá como resultado. Por ejemplo, si un cristal absorbe todas las longitudes de onda de la luz, será negro; si no absorbe ninguna de esas longitudes de onda, será transparente. Los distintos elementos químicos y minerales y las impurezas afectan a la luz de manera diferente.

Patrones de entramado cristalino

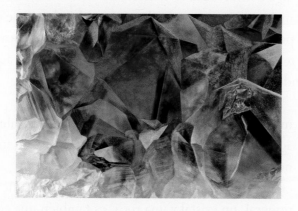

Según su patrón de entramado los cristales sanadores pueden ser:

HEXAGONALES: cristales cuya estructura interior se parece a un hexágono tridimensional. Son indicados para la manifestación.*

ISOMÉTRICOS: cristales cuya estructura interior es cúbica. Pueden mejorar malas situaciones e intensificar o amplificar energías.

MONOCLÍNICOS: cristales cuya estructura interior se asemeja a un paralelogramo tridimensional. Son cristales protectores.

ORTORRÓMBICOS: cristales cuyo patrón de entramado reproduce la forma de un diamante. Limpian, despejan y eliminan los bloqueos.

TETRAGONALES: cristales cuya estructura interna es rectangular. Estos cristales hacen que las cosas resulten más atractivas y te ayudan a atraerlas.

TRICLÍNICOS: cristales cuya estructura interna se compone de tres ejes desiguales y oblicuos entre sí. Mantienen a raya las energías no deseadas o ayudan a retener aquellas que desees mantener.

---

* Ver glosario.

¿CRISTALES, GEMAS, MINERALES O ROCAS?

La gente suele utilizar las palabras *cristal*, *gema*, *mineral* y *roca* indistintamente, algo común cuando se habla de cristales. De hecho, a algunas sustancias que no son cristales, como el ámbar (que es savia de árbol petrificada), se las llama también cristales o rocas. Sin embargo, si te preguntas cuáles son las diferencias técnicas, aquí las tienes a grandes rasgos:

CRISTAL: mineral que tiene una estructura interna cristalina. El ágata, que es un cristal hexagonal, es también un mineral y una roca.

GEMA: cristal tallado y pulido. Un diamante tallado, que es un mineral, un cristal y una roca, es también una gema y una piedra preciosa. El ámbar y las perlas son sustancias orgánicas que se consideran gemas, pero no son cristales, ni minerales, ni rocas.

MINERAL: sustancia que se da en la naturaleza y tiene una composición específica y una estructura muy ordenada que puede ser cristalina o no. El ópalo es un mineral que no tiene estructura cristalina; es una gema y una roca, pero no un auténtico cristal.

ROCA: combinación o conglomerado de minerales. El mármol, que está formado de múltiples minerales, es una roca metamórfica, es decir, una roca que ha sido sometida al calor y la presión a lo largo del tiempo.

Los cristales, ¿se encuentran o se crean?

Conforme los cristales y las gemas han ido ganando popularidad, han dado lugar a una industria de ejemplares creados en el laboratorio. Son las gemas que se utilizan en joyería y frecuentemente tienen un tamaño, un color y una claridad excepcionales. Son menos costosas que los cristales formados de manera natural.

Los cristales naturales se forman en lo más profundo de la Tierra durante cientos, miles o millones de años. Por lo tanto, muchos creen que tienen un poder energético natural que no se ha alterado. Los de laboratorio se forman rápidamente y sin el beneficio de la energía del planeta. Eso no quiere decir que no posean su propia energía. Siguen teniendo una estructura cristalina que conserva energía. Hay quien siente que eso hace que la energía sea menos pura. Sin embargo, manejar un cristal hará que su energía cambie, así que podemos decir sin temor a equivocarnos que toda energía cristalina se altera en el momento en que se utiliza. Mi consejo es que tomes varios cristales y veas cuál de ellos parece tener la energía que necesitas en ese momento.

Los cristales y la electricidad

Todo tiene energía. De hecho, la física cuántica muestra que, en su base más elemental, toda la materia está constituida por cuerdas vibrantes de electricidad. Y así también la de tu cuerpo y la de los cristales.

Los seres humanos calibramos la energía mucho mejor de lo que podrías llegar a imaginar. Incluso la gente que tiene pocos conocimientos de energía, o de energía curativa, es capaz de sentir «malas vibraciones» en presencia de ciertas personas. Cuando experimentas esto, estás sintiendo la energía y reconociendo que la vibración energética de alguien no es compatible con la tuya.

SINCRONIZACIÓN

¿Has estado alguna vez cerca de una persona verdaderamente negativa y has sentido que tu humor se hundía solo por estar a su lado? Y a la inversa, ¿has estado alguna vez junto a una persona altamente positiva y has sentido que tu estado de ánimo se elevaba? Esto es la sincronización, que se define como la tendencia que tiene un sistema vibratorio a afectar a otro de modo que los dos vibren en sincronía.

Piensa en tu ritmo circadiano (de *circa dies*, ciclo de aproximadamente un día), que también se conoce como «reloj biológico». Tu ritmo circadiano te sincroniza con los ciclos de luz y oscuridad para comunicarle a tu cuerpo cuándo tiene que dormir. Todos los mamíferos tienen lo que esencialmente es un reloj central, situado en el hipotálamo, esa parte del cerebro que responde a señales energéticas que marcan el paso del tiempo; de esa manera saben cuándo dormir y cuándo despertar. Mi reloj orgánico funciona estupendamente: no he utilizado un despertador en muchos años, porque, según parece, está muy bien alineado con las señales que recibe.

EFECTOS ELÉCTRICOS DE LOS CRISTALES

Soy de los que dicen «no me lo cuentes, muéstramelo»; disfruto sabiendo cómo y por qué funcionan las cosas. Por eso no es de extrañar que uno de los temas que me fascinaban cuando estudiaba las propiedades de los cristales era todo lo relacionado con sus efectos eléctricos. En los cristales se dan dos tipos de efectos eléctricos:

EFECTO PIEZOELÉCTRICO

El *efecto piezoeléctrico* aparece cuando cristales no conductores (algunos cristales son conductores y otros no lo son) generan una carga eléctrica al someterlos a tensión mecánica. El cuarzo es uno de los cristales que manifiestan piezoelectricidad, lo que hace que su utilización sea muy popular en aparatos como radios, relojes y otros circuitos integrados digitales.

EFECTO PIROELÉCTRICO

Los cristales piroeléctricos, como la turmalina, generan corriente eléctrica cuando se calientan o se enfrían, según la web

Los cristales en la tecnología

El cuarzo se ha venido utilizando en la tecnología desde finales del siglo XIX, cuando se demostró por primera vez el efecto piezoeléctrico. El cuarzo, que se emplea para crear osciladores que vibran en una frecuencia altamente precisa, tiene muchas aplicaciones en aparatos tecnológicos que requieren gran precisión, como el sonar, los relojes, las emisoras de radioaficionados (onda corta) y muchos otros.

RADIOS MILITARES. En la Segunda Guerra Mundial, los militares utilizaron osciladores de cuarzo para controlar la frecuencia de las emisiones y recepciones de radio, según un artículo aparecido en *IEEE Transactions on Ultrasonics, Ferroelectrics, and Frequency Control*. Los osciladores eran muy precisos, pero difíciles de fabricar en masa.

APARATOS ELECTRÓNICOS DE USO PRIVADO. Según la base de datos de la Coalición para los Recursos Minerales, los fabricantes utilizan cuarzo fabricado para uso electrónico en circuitos impresos, teléfonos móviles y equipos similares. La web CNet informa de que el cuarzo en su forma natural y otros cristales piezoeléctricos se usaron para fabricar un ordenador experimental rudimentario que transmitía o recibía señales como luz o sonidos aleatorios.

RELOJES. Debido a la precisión que tienen los osciladores de cuarzo, se utilizan en relojes, que necesitan esa precisión para llevar bien el tiempo. Solo se utiliza una pieza diminuta de cuarzo, según The Watch Company, pero oscila de una manera tan precisa que la variación anual es de tan solo unos pocos segundos.

ScienceDaily.com. El *Journal of Physics* da cuenta de que existen muchas aplicaciones para la piroelectricidad, por ejemplo la transformación de corriente eléctrica y la detección por infrarrojos, entre otras.

EXPERIMENTAR LA VIBRACIÓN

Como ocurre con toda la materia, los cristales tienen su vibración propia. También el cuerpo humano tiene su propia vibración y está sometido a la sincronización cuando entra en contacto con otras vibraciones. Así pues, cuando trabajas con cristales, estos pueden cambiar las energías de tu propio cuerpo, mente y espíritu por medio de la sincronización, del mismo modo que la vibración del cristal también puede cambiar ligeramente. Como los cristales tienen por lo general vibraciones más altas que las del cuerpo humano, tienden a elevar nuestra vibración. Es muy provechoso para nosotros vibrar a una tasa más alta, porque eso nos permite avanzar espiritualmente y desplazarnos en direcciones mentales, físicas y emocionales más positivas.

Cómo sentir la energía de un cristal

Es probable que hayas oído hablar de místicos, médiums, y sanadores energéticos y metafísicos que dedican horas a la comunicación con el espíritu, la meditación y otras prácticas similares, y que están muy sintonizados con la energía que los rodea. No quiero sugerir que te transformes en uno de ellos; simplemente intento ofrecer consejos prácticos para que la gente de a pie cambie su energía trabajando con cristales. ¿Y cómo podemos interactuar con las piedras de una manera significativa?

PERMANECE ABIERTO A LA EXPERIENCIA. Comprendo lo que es tener una mente escéptica. La primera vez que experimenté un cambio notable como resultado directo de utilizar un cristal, podrías haberme derribado con el toque de una pluma. No solamente era que no creía realmente en nada de esto, sino que si alguien me hubiera dicho, cuando salía por la puerta ese día para acudir a la consulta de una terapeuta energética, que utilizaría un cristal para aliviarme y liberarme de unas anginas pertinaces, es posible que ni siquiera me hubiese presentado. Y eso habría sido verdaderamente lamentable.

DEJA DE LADO TODA IDEA PRECONCEBIDA. En lugar de eso, entra en la experiencia con actitud de curiosidad y sin decirte nada acerca de si puede funcionar o no.

DEJA DE LADO CUALQUIER EXPECTATIVA DE RESULTADO. He descubierto que tener expectativas limita lo que experimento. Por lo tanto, intento no tenerlas cuando me sumerjo en una experiencia, porque el universo podría tener planes mucho más grandes para mí de lo que podría imaginarme. En lugar de establecer una expectativa con respecto a un resultado concreto, concédete estar en el momento mientras trabajas con un cristal y observa adónde te lleva eso.

EMPIEZA CON UN CRISTAL QUE TE ATRAIGA FUERTEMENTE. Para un primer cristal con el que trabajar, hazte con uno que te emocione. Si es alguno de los cristales que te recomendaré después, estupendo; si no lo es, también está bien. Si encuentras un cristal que verdaderamente te atraiga, utilízalo para tu trabajo de curación. Lo más probable es que te llame por alguna razón.

La experiencia con los cristales es única para cada persona. Aunque puedo compartir contigo mis experiencias, al final lo que importa son las tuyas. De modo que te animo a intentarlo y a que te permitas estar abierto a cualquier sensación que notes. Sujeta un cristal. Estate en el momento y observa lo que sucede. Presta atención a lo que piensas, a tus sentidos y a tus sentimientos. Permite. Deja que la experiencia te convenza.

De sentir a cambiar

¿Qué experimentarás cuando tengas un cristal en la mano? Depende de ti y del cristal. Observa lo que sientes y date buena cuenta de ello. Pon atención a las emociones o los pensamientos que surjan, a las sensaciones físicas y a cualquier otra cosa. No intentes cambiar o bloquear nada. Simplemente, permite que sea.

Cuando agarras un cristal con la mente abierta y te das cuenta de lo que surge sin bloquearlo, estás experimentando movimientos de transformación, de cambio en la vibración. Todo esto puede ser sutil o puede que sacuda la tierra. Sé consciente y permite, simplemente. Esas sensaciones sencillas pondrán el cambio en movimiento.

Falsas creencias sobre los cristales

Cuando trabajo con alumnos suelen salir a colación ciertas creencias falsas que me gustaría despejar aquí.

FALSA CREENCIA N.º 1: TODO ESTÁ EN MI CABEZA. El trabajo con cristales está concebido para sacarte de tu cabeza y permitirte que estés en la sensación. Los cristales no necesitan que racionalices ni que te expliques; te proporcionan la oportunidad para que la experimentes. Si te preocupa que todo esté en tu cabeza, deja de pensar y experimenta las sensaciones que te aporten los cristales. Ya lo racionalizarás después.

FALSA CREENCIA N.º 2: SI LOS CRISTALES PUEDEN AYUDAR, TAMBIÉN PUEDEN HACER DAÑO. Los cristales vibran con una energía que puede sincronizarse con la tuya. La intención y la mentalidad interpretan papeles muy importantes en todo esto. Si crees que los cristales pueden hacerte daño, probablemente terminen haciéndotelo, pero esto ocurre con todo. Tus creencias juegan siempre un papel importante en tu experiencia y en tus resultados, independientemente de si utilizas cristales o tomas un placebo o una medicación. Por norma general, si abordas los cristales con la intención de cambiar de vibración con un objetivo positivo, es muy improbable que te hagan daño de ninguna manera.

FALSA CREENCIA N.º 3: TENGO QUE SER ESPIRITUAL O DE LA *NEW AGE* PARA UTILIZAR LOS CRISTALES. Mi marido es la persona menos *New Age* que conozco, pero lleva cristales alrededor del cuello porque ha experimentado cambios significativos al trabajar con ellos. Algo que le sorprendió mucho. Para utilizar los cristales no es necesario ser de la *New Age*, ni espiritual, ni perteneciente a una religión concreta; ni los cristales van en contra de ninguna religión ni espiritualidad. Todo lo que se necesita es tener una mente abierta y el deseo sincero de experimentar un cambio positivo.

FALSA CREENCIA N.º 4: NO ES NECESARIO LIMPIAR LOS CRISTALES. Como los cristales tienden a absorber energía, es importante limpiarlos para retirar de ellos cualquier energía no deseada. Explicaré más sobre la limpieza en el capítulo tres.

FALSA CREENCIA N.º 5: LOS CRISTALES CAROS SON MÁS PODEROSOS. El cuarzo es uno de los cristales más comunes y económicos... y también uno de los más poderosos. En realidad, la cantidad de dinero que gastes en un cristal no tiene nada que ver con su eficacia. Lo que cuenta es cómo afecta a tu energía, y algunos de los cristales más asequibles pueden ser exactamente lo que necesitas.

El error del principiante

Si te pareces a mí, eso significa que eres de los que quieren saberlo absolutamente todo sobre algo antes de probarlo por primera vez. Podrías pasarte los meses siguientes sumergido en información sobre los cristales y aprendiendo todo lo que hay que saber de ellos,

Un cristal en tu mano, una piedra en la de otro

No todo el mundo reacciona ante el mismo cristal de la misma manera. Por ejemplo, mi marido y yo fuimos a una de mis tiendas de cristales favoritas de Portland. Cuando hablábamos con el encargado de la tienda, este sacó una bandeja de fenaquita, un cristal de vibración muy alta. Yo no me había encontrado antes con la fenaquita y conforme ponía la bandeja ante mí (yo ni siquiera la toqué), sentí que toda mi energía se elevaba y se me subía a la cabeza. A

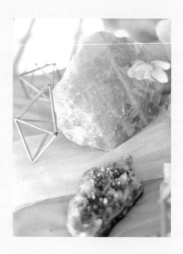

falta de una explicación mejor, puedo decir que era como si estuviera «colocada». Por el contrario, mi marido no sintió nada. ¿Cuál de las dos experiencias fue más válida? Ninguna de las dos, en realidad; simplemente fueron diferentes.

En mis clases hago pasar con frecuencia cristales distintos para que la gente los tenga en la mano y mis alumnos informan de las sensaciones que experimentan. Algunas son parecidas, otras son diferentes. Dos personas pueden trabajar con el mismo cristal y experimentar resultados completamente distintos. Cómo se experimente un cristal depende de las perspectivas, vibraciones, necesidades y creencias propias de cada uno. Es probable que esos factores sean diferentes en otra persona, de manera que esta tendrá una experiencia distinta. Del mismo modo, es posible que tú tengas una necesidad concreta que un cristal puede equilibrar y que un amigo tuyo tenga una necesidad diferente que equilibre ese mismo cristal. Ninguno de vosotros dos ha utilizado el cristal correcta o incorrectamente, sino que acabáis de abordar necesidades distintas con el mismo cristal.

pero hasta que intentes trabajar con ellos todo lo que tienes es mera información intelectual. Habrás aprendido mucho, pero no habrás experimentado el poder de los cristales.

Fórmate según vaya surgiendo la curiosidad, por supuesto, pero no lo hagas a expensas de la experimentación. Elige cualquier cristal. Encuentra uno que te atraiga. Métetelo en el bolsillo. Llévalo. Póntelo. Y luego sigue leyendo.

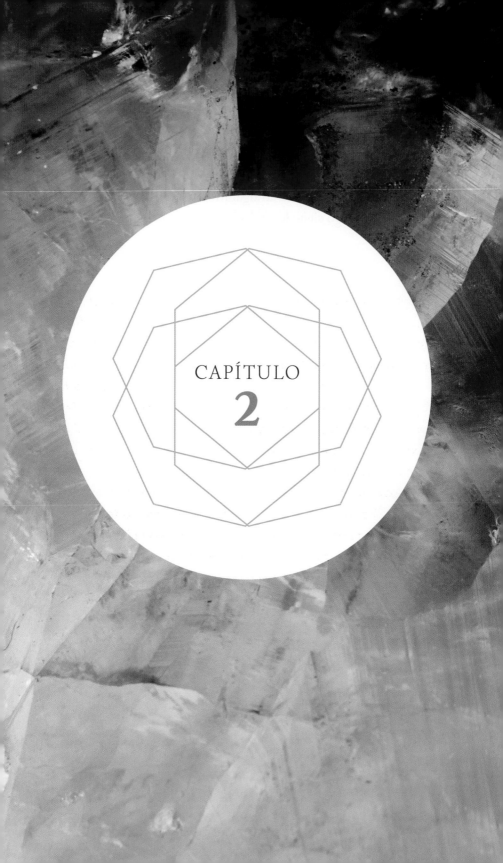

CAPÍTULO
2

CÓMO EMPEZAR *una* COLECCIÓN *de* CRISTALES

Tengo cristales por todas partes: en los dormitorios, en los baños, en mi despacho y en mi estudio. Tengo lámparas hechas de cristal, sujetalibros de cristal, posavasos de cristal y grandes ejemplares de cristal. Los he ido reuniendo uno a uno durante años. Pero coleccionar cristales no significa que tengas que llenar con ellos cada rincón y cada recoveco de tu vida. Si tienen significado para ti, dos cristales ya forman una colección. El objetivo es seleccionar cada uno de ellos conscientemente, guiado por lo que aprendas en este y otros libros, así como por tu intuición.

Creo que los cristales nos eligen a nosotros tanto como nosotros los elegimos a ellos. Algunos podrían llegar a ti de manera temporal, para servir a una necesidad concreta. Otros podrías utilizarlos y regalarlos para que puedan ayudar a alguien más. Podrías coleccionar otros cristales porque te atrae su belleza, y de ese modo se convertirían en una parte permanente de tu vida. Todas ellas son razones válidas a la hora de elegir los cristales.

Haz inventario

¿Tienes algún cristal en este momento? Si no es así, salta a la sección siguiente y sigue adelante. En caso contrario, continúa leyendo.

SI CONOCES LOS NOMBRES DE LOS CRISTALES QUE TIENES

¿Cuánto conoces de sus propiedades? Lee lo que se dice sobre los diez cristales del capítulo cinco y sobre los cuarenta del capítulo seis para descubrir las otras propiedades y los usos prácticos que tienen tus cristales. Si los tuyos no están en la lista de este libro, en la sección de recursos de la página 200 encontrarás fuentes *online* de información.

Según vayas ampliando tu colección, piensa en añadir los diez cristales «caballo de batalla», si es que todavía no los tienes. Esos cristales son tan versátiles que creo que son una parte fundamental de cualquier colección de inicio. En la página 34 encontrarás más información sobre ellos.

SI NO CONOCES LOS NOMBRES DE LOS CRISTALES QUE TIENES

Aunque no es necesario que conozcas los nombres de los cristales que tienes para que tengan efectos curativos, identificarlos te ayuda a enfocarte sobre usos más concretos. A partir de la página 189 hay una carta de cristales organizada por colores que puede serte útil para identificar tus piedras. Empieza ahí. Si no puedes identificar tus cristales de esta manera, mira la sección de recursos de la página 200, donde hay una lista de fuentes *online* que pueden ayudarte a identificarlos.

Una vez que conozcas tus cristales, comprueba cuál de los diez cristales caballo de batalla te falta, si es que hay alguno que no tengas. Hacerte con ellos puede ser una manera excelente de empezar tu colección.

Dónde comprar

Existen muchos lugares donde uno puede comprar cristales, tanto en tiendas físicas como *online*. Cuando es posible, prefiero comprarlos en persona de manera que pueda tenerlos en la mano y sentir su energía, pero de cuando en cuando también los compro por Internet.

TIENDAS DE CRISTALES/TIENDAS METAFÍSICAS

En muchos pueblos y ciudades hay puntos de venta al por menor. Es posible que se publiciten como librerías metafísicas, tiendas de cristales o tiendas *New Age*. Tienen personal experto y en la mayoría de ellos te permitirán que sostengas los cristales en la mano antes de comprarlos.

MUESTRAS DE CRISTALES, MINERALES Y GEMAS

Las muestras itinerantes de minerales o gemas son un lugar excelente para comprar cristales y son incomparables por su surtido y su precio. Es posible que tengas que pagar entrada y solo están disponibles localmente unos pocos días al año, por lo que tienes que planearlo todo de antemano. La mayoría de los vendedores de estas muestras son expertos y permitirán que sostengas los cristales en la mano antes de la compra.

ONLINE

Encontrarás también minoristas *online*, incluso aquellos que se dedican solamente a los cristales, como mi favorito, HealingCrystals. com (ver la sección de recursos de la página 200), y grandes sitios de venta minorista, de subastas y de artesanía, como eBay, Etsy y Amazon. Comprueba los antecedentes del vendedor antes de hacer la compra para asegurarte de que trabajas con uno en el que se puede confiar.

Cristales caballo de batalla

Aunque todos los cristales poseen propiedades curativas exclusivas, algunos de ellos son más poderosos o versátiles que otros. En el capítulo cinco exploraremos estos diez cristales con detalle. Por ahora, piensa en ellos como tu kit de inicio. Son los auténticos caballos de batalla que todo el mundo debería tener.

1 CUARZO TRANSPARENTE. Si no sabes qué cristal utilizar, empieza con el cuarzo transparente; funciona con todas las clases de energía.

2 CUARZO AHUMADO. Es el cristal que más utilizo, porque se trata de una piedra de manifestación que convierte la energía negativa en positiva.

3 CITRINO. Fomenta la autoestima y la prosperidad.

Estos tres cristales crean una colección poderosa que te será útil cuando trabajes con diversos problemas energéticos. Sin embargo, para llenar tu colección con cristales más versátiles, añade los siguientes:

4 CUARZO ROSA. Apoya todos los tipos de amor, tanto el incondicional como el sentimental.

5 AMATISTA. Te ayuda a sintonizarte con la intuición y la guía de ámbitos superiores, así como con el poder de tus sueños.

6 TURMALINA NEGRA. Es una piedra protectora y de afianzamiento* que mantiene a raya la negatividad.

7 FLUORITA ARCOÍRIS. Profundiza la intuición, fomenta el amor y facilita claridad a la comunicación.

8 CORNALINA. Te ayuda a establecer los límites apropiados, a mantener la integridad y a ser creativo.

---

* Ver glosario.

9 HEMATITA. Es protectora, con conexión a tierra, centra y también puede atraer las energías que te gustaría tener en tu vida.

10 TURQUESA. Aumenta la suerte, la prosperidad y el poder personal.

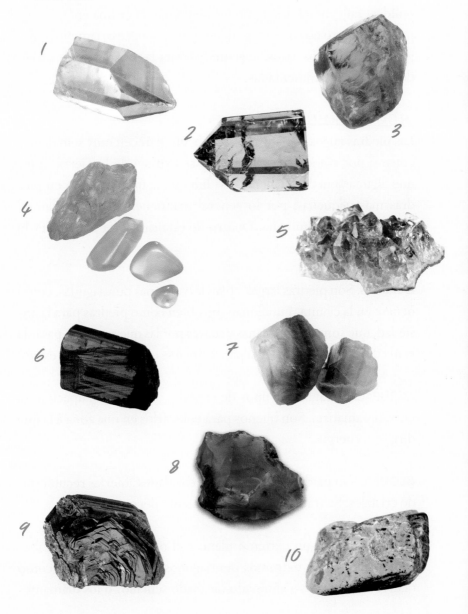

Formas de los cristales

En las tiendas de cristales y *online* encontrarás dos categorías básicas de formas y tipos de cristal: natural (en bruto o rugoso) y pulido (pulimentado, tallado o labrado). Mucha gente pregunta por la diferencia de calidad energética entre las piedras naturales y las pulidas. En general, las naturales tienden a tener una energía más poderosa, pero eso no quiere decir que sean necesariamente «mejores». En algunos casos, la gente necesita las energías más sutiles de las piedras pulimentadas.

PIEDRAS RUGOSAS

Las piedras rugosas, naturales o en bruto parecen muy semejantes entre sí por cómo se las ve cuando se extraen de la Tierra. Aunque algunas pueden haberse dividido en algún momento en piedras más pequeñas, por lo general mantienen su forma natural sin intervención humana. Dentro de esta categoría puedes ver lo siguiente:

LÁMINAS. Son piedras largas y planas con zonas puntiagudas, como ocurre en la cianita. Funcionan muy bien como piedras para la ansiedad, que son piedras planas y suaves por las que se puede pasar la yema del pulgar como ayuda para calmarse en momentos de estrés.

AGRUPACIONES. Son grupos de cristales, como la agrupación de cuarzo y amatista. Son buenos para colocarlos en una zona a la que dirigir la energía.

GEODAS. Son piedras que presentan cavidades abiertas recubiertas de cristales. Se trata de cristales altamente decorativos.

PUNTAS. Tienen un extremo plano y el otro puntiagudo (acabado sencillo) o dos extremos puntiagudos (acabado doble), como ocurre con el cuarzo ahumado (acabado sencillo) o los diamantes

Herkimer (acabado doble). Estas piedras dirigen energía hacia la punta.

CRISTALES EN BRUTO. También pueden parecer piedras que no tienen una forma perceptible, como ocurre con el ágata. Dependiendo del tamaño, puedes utilizarlas para prácticamente cualquier tipo de trabajo de sanación con cristales.

VARAS. Son piezas largas y estrechas de piedra natural que no se han formado deliberadamente, como sucede con la selenita. Funcionan bien como piedras para la ansiedad.

PIEDRAS PULIMENTADAS Y CORTADAS

Estas piedras son suaves y brillantes. Algunas mantienen su forma natural con un acabado lustroso, mientras que otras se han tallado o labrado en varias formas (ver la página 39).

Una piedra y muchos nombres

En los últimos años, algunos vendedores han venido dando nombres de marca a los cristales, en algunos casos como marcas registradas, y así los venden. Muy al estilo de lo que ocurre con los medicamentos, normalmente por cada marca de cristal hay una versión «genérica», muchísimo más barata, que posee las mismas propiedades. Además del precio, no existe diferencia entre los cristales con nombre de marca y sus equivalentes sin ella. Generalmente, el motivo de que se les ponga nombre de marca es porque provienen de una zona específica, como si fuese una denominación de origen, pero la localización no afecta mucho a las propiedades del cristal, si es que lo hace.

- El jade Amazon es amazonita.

- El jaspe aqua-terra es o bien resina o bien ónice.

- La piedra de Atlantis es larimar.
- La azeztulita es cuarzo transparente y tiene sus mismas propiedades.
- A las piedras boji se las puede también encontrar sin nombre de marca como *Kansas pop rocks* o piedras de concreción.
- La healerita se encuentra genéricamente como crisolita.
- La calcita Isis es el nombre de marca de la calcita blanca.
- Cristales de luz lemuriana es el nombre de marca del cuarzo lemuriano.

- La piedra mani es jaspe blanco y negro.
- La maestro shamanita es lo mismo que la calcita negra.
- La calcita merkabite es calcita blanca.
- La piedra de la revelación es jaspe marrón o rojo.
- La sauralita azeztulita es cuarzo de Nueva Zelanda.
- La sultanita es el mineral diásporo.
- Los cristales agape son una combinación de siete cristales diferentes: cuarzo transparente, cuarzo ahumado, cuarzo rutilado, amatista, goethita, lepidocrosita y cacoxenita (cacoxeno).

Encuentra tu cristal

He hablado antes de diez cristales caballo de batalla y he sugerido también los tres más importantes de entre ellos. Eso no quiere decir que tengas que comprarte esos cristales. Si buscas un cristal para un uso concreto, te recomiendo que revises el capítulo siete, que te dará ideas. Sin embargo, existen otros medios por los que también puedes encontrar cristales que te vayan bien.

ELIGE POR EL SISTEMA CRISTALINO

Cada cristal es parte de un sistema cristalino diferente que tiene ciertas propiedades. En los capítulos cinco y seis encontrarás la

La geometría sagrada de las piedras talladas

Se pueden encontrar cristales tallados en muchas formas diferentes, como esferas y poliedros, que tienen propiedades diversas. Trabajar con piedras talladas en esas formas transmitirá las propiedades del cristal y las de la forma sagrada.

 DODECAEDRO: al dodecaedro se lo asocia con el elemento éter y conecta con la intuición y los ámbitos superiores.

 HEXAEDRO: el hexaedro, o cubo, representa el elemento Tierra. Es estable y afianza.

 ICOSAEDRO: el icosaedro está relacionado con el elemento agua. Conecta con el cambio y el flujo.

 MERKABA: la merkaba es una estrella en tres dimensiones (doble tetraedro). Contiene los otros cinco poliedros y por lo tanto combina los efectos de cada uno. Se asocia también con la energía de la verdad sagrada y con la sabiduría eterna.

 OCTAEDRO: el octaedro representa el elemento aire y fomenta la compasión, la amabilidad, el perdón y el amor.

 ESFERA: la esfera tiene la energía de lo completo, de la plenitud y de la unidad.

 TETRAEDRO: el tetraedro (pirámide) se asocia con el elemento fuego. Fomenta el equilibrio, la estabilidad y la habilidad de generar cambios.

lista de sistemas cristalinos para cada uno. Estos sistemas son, entre otros:

- Cristales hexagonales, que manifiestan.
- Cristales isométricos, que mejoran las relaciones y amplifican o intensifican las energías.
- Cristales monoclínicos, que protegen y defienden.
- Cristales ortorrómbicos, que limpian, despejan, desbloquean y liberan.
- Cristales tetragonales, que atraen.
- Cristales triclínicos, que contienen o mantienen energías a raya
- Cristales amorfos, que tienen propiedades diferenciadas.

ELIGE POR EL COLOR

La importancia del color se extiende mucho más allá de las preferencias personales. Cada color posee su propia energía vibratoria, que tiene asociadas propiedades curativas. Te hablaré de las diversas propiedades del color en el capítulo cuatro. Sin embargo, al elegir un cristal del sistema cristalino que tenga las propiedades que te gustaría mostrar junto con los principios curativos del color, se pueden seleccionar cristales de manera muy específica para ciertos estados.

ELIGE POR CÓMO TE HAGAN SENTIR

Yo elijo los cristales por intuición. Cuando ello es posible, los sujeto en mi mano y pongo atención en cómo me hacen sentir. Tomo nota de si me hacen sentir cómoda o incómoda, de si son pesados o ligeros en la mano y de cualesquiera otras sensaciones que pudieran surgir. Si la sensación es placentera, compro el cristal; si no lo es, lo dejo.

Eso no quiere decir que una vez que un cristal te haya dado una sensación desagradable no debas volver nunca a ese tipo de cristales. Conforme cambien tus necesidades, también cambiarán los cristales que resuenen contigo. Presta atención a cualquier atracción que sientas hacia los cristales aparte de por su aspecto y si uno te reclama, confía en que es el cristal el que te elige.

Emparejar cristales

Como ocurre con el vino y las comidas, algunos cristales se emparejan bien para hacerlos mejores que la suma de las partes. Los cristales que se emparejan bien poseen energías complementarias que pueden ser verdaderamente útiles para potenciar el efecto. Por ejemplo, la energía de cualquier cristal se intensifica cuando se lo empareja con cuarzo transparente. Estas son algunas parejas que funcionan bien:

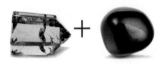

CUARZO AHUMADO + LÁGRIMAS APACHES (un tipo de obsidiana). Es una potente combinación para gente que atraviesa un momento de duelo. Las lágrimas apaches ayudan a procesar la pena al tiempo que el cuarzo ahumado transmuta la energía negativa en positiva.

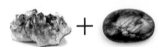

AMATISTA + LABRADORITA. Pueden ayudarte a pasar una noche de sueño reparador. La amatista es excelente para el insomnio, al tiempo que la labradorita calma las pesadillas y fomenta los sueños tranquilos.

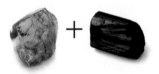

CITRINO + TURMALINA NEGRA. Esta pareja puede serte útil para afianzar tu prosperidad. El citrino es una piedra de prosperidad, mientras que la turmalina negra afianza y también bloquea la energía negativa, lo que ayuda a eliminar pensamientos que evitan la prosperidad.

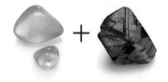

CUARZO ROSA + RUBÍ o GRANATE: Es un emparejamiento excelente para las relaciones. El cuarzo rosa apoya todo tipo de amor, lo mismo que los rubíes y los granates. Y los rubíes y los granates, también afianzan; de esa manera pueden mantenerte afianzado mientras experimentas el amor y evitarán que te pierdas en él.

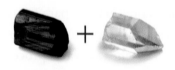

TURMALINA + CUARZO TRANSPA-RENTE: Equilibra las energías masculina y femenina y es útil para facilitar el flujo libre de la energía equilibrada.

Siete consejos para comprar cristales

Para mí, comprar cristales es un gran plan. Hago que sea un día especial y me encanta ir a las tiendas y encontrar cristales que llamen mi atención. Estos son mis consejos para cuando vayas de compras:

/ **Enraízate de ir.** A mucha gente le parece que la energía que hay en las tiendas de cristales les desorienta. Antes de entrar, cierra los ojos y visualiza la imagen de unas raíces que crecen desde tus pies y se hunden en la tierra. Si sientes la cabeza aturdida mientras estás en la tienda, agarra una piedra negra y sujétala hasta que se te pase la sensación.

La Cueva de los Cristales

Si buscas los cristales más grandes del planeta, los encontrarás en la Cueva de los Cristales, en la mexicana Chihuahua, donde se encuentran enormes cristales de selenita (yeso). Se descubrió en el año 2000, cuando dos hermanos excavaban en la mina Naica a unos trescientos metros por debajo de la superficie.

La Cueva de los Cristales alberga cristales luminiscentes que surgen del suelo y llegan al techo de la caverna principal. Esta cueva única tiene cristales de más de diez metros de alto (el mayor tiene trece metros de alto y cuatro de diámetro, y pesa unas cincuenta y cinco toneladas). Los cristales han ido creciendo hasta ser los mayores del mundo debido a la combinación de calor y humedad. La temperatura del aire llega a subir hasta los 59 °C, con un 99 % de humedad.

2 **Haz preguntas**. Si acudes a una muestra o feria de gemas o a una tienda especializada en cristales, lo más probable es que haya expertos disponibles que te ayuden a encontrar el cristal adecuado. A la mayoría de ellos les encanta que les hagan preguntas y es una manera excelente de educarse uno mismo en la materia. Utiliza este valioso recurso.

3 **Ve adonde te sientas atraído**. Pon atención, y si te sientes atraído a alguna parte de la tienda, ve allí. Mira qué cristal te

atrae. Es una manera estupenda de llevar el proceso intuitivo a tu compra de cristales.

4 **Toca los cristales**. Cuando estés en una tienda, siempre sostén en la mano los cristales antes de comprarlos para ver cómo te sientes con ellos. Si no te permiten que toques los cristales o que los tengas en la mano antes de comprarlos, ve de compras a otro sitio.

5 **Comprueba la reputación del vendedor**. Investiga un poco antes de comprar. Para las tiendas físicas, consulta sitios como Yelp o pide referencias. Para las tiendas *online*, comprueba la reputación del vendedor leyendo las reseñas.

6 **No compres lo primero que veas**. Cuando uno está rodeado de objetos brillantes, es fácil sentirse abrumado o demasiado emocionado y decidirse por la primera cosa bonita y centelleante que atrape la mirada. ¡Lo entiendo! Dedica un tiempo a comprar. Esto ocurre sobre todo en las exposiciones de gemas y minerales. Compara precios entre vendedores para encontrar la mejor oferta para el cristal que más te atraiga.

7 **Que no te engañen los cristales de marca registrada**. Si no reconoces el nombre de un cristal, pregúntale al vendedor si es que es de marca registrada. Si lo es, busca la versión genérica. Búscalo *online* para conseguir más información sobre él. También puedes utilizar una aplicación para móvil y saber si es un cristal de marca registrada o una versión genérica menos cara (busca la aplicación HealingCrystals).

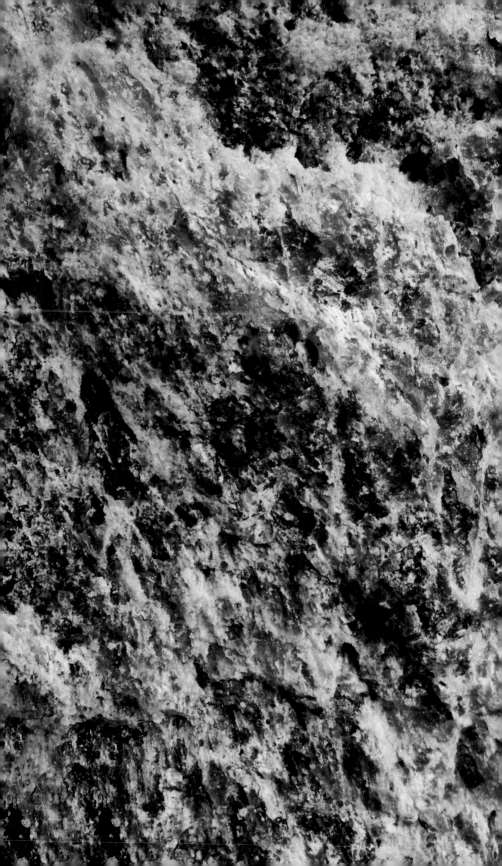

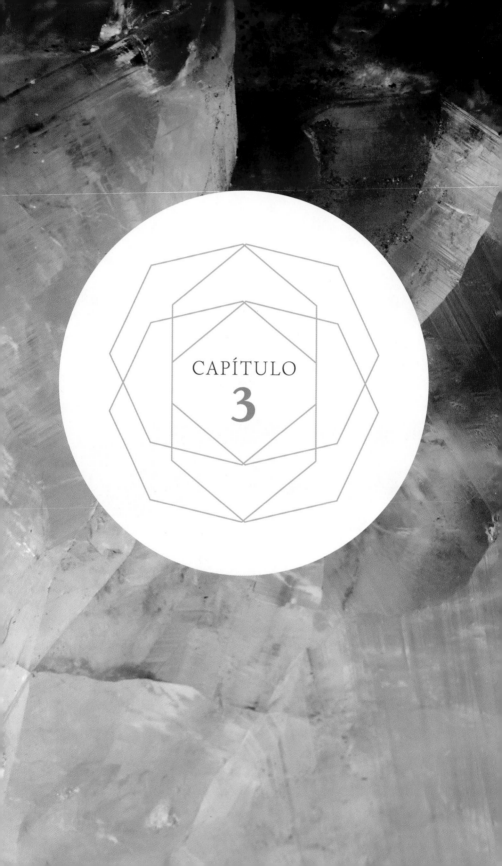

CAPÍTULO
3

CÓMO UTILIZAR CRISTALES *para la* SANACIÓN

Eres mucho más que un cuerpo; eres también mente y emociones y tienes un aspecto espiritual que algunos llaman yo superior o alma. La energía fluye entre esos tres aspectos de ti mismo. Para estar verdaderamente sano en todos los terrenos, es esencial ocuparse de esos tres aspectos. La salud de tu cuerpo, mente y espíritu dimana del flujo de energía equilibrado en forma óptima en esas tres áreas. Para que la energía se equilibre tienes que eliminarla o absorberla cuando la haya en exceso, aumentarla cuando sea demasiado escasa, acabar con bloqueos donde no pueda fluir y vibrar con una frecuencia que esté alineada con la salud óptima de tu cuerpo, tu mente y tu espíritu. Los cristales pueden ajustar el flujo de energía en todos esos aspectos para incrementar tu bienestar.

Lo que los cristales pueden sanar

¿Cómo cura exactamente un cristal y en qué tipo de terapias se pueden emplear? A decir verdad, los cristales no sanan, lo que hacen es vibrar con una energía que el cuerpo incorpora o absorbe, de manera que es uno mismo quien se sana captando esa energía.

CUERPO

Tu cuerpo es el aspecto físico de ti mismo. Los cristales ayudan a equilibrar las energías corporales y ocasionan cambios físicos, como el alivio de las cefaleas, o de la falta de energía y el agotamiento, y de dolencias corporales parecidas. Incluso yo misma superé unas anginas pertinaces gracias a los cristales. (Cuidado: no utilices nunca los cristales internamente y nunca deben ser sustitutos de los cuidados de un profesional de la medicina).

MENTE

Tu mente es tanto física (el cerebro y el sistema nervioso) como no física (emociones, sueños, pensamientos, etc.). La vibración de los cristales es útil para que el equilibrio de las energías de la mente traiga consigo la sanación. Estados que pueden mejorarse son el estrés, los problemas emocionales, el insomnio, las pesadillas, la ansiedad, la depresión, el duelo y la falta de entusiasmo.

ESPÍRITU

El espíritu es esa parte de ti que es estrictamente no física. Los cristales estimulan el equilibrio de energías espirituales, tales como las creencias, el amor incondicional, el perdón y la compasión. También facilitan la comunicación con tu yo superior o alma, o con un poder más elevado.

Limpieza de los cristales

Lo mismo que tú puedes sincronizarte con la energía de un cristal, el cristal puede sincronizarse con las energías que haya a su alrededor. De manera que cuandoquiera que alguien maneje un cristal, o que este cambie de sitio, o incluso si está simplemente presente en el entorno emocional de tu hogar, sus energías vibratorias pueden cambiar ligeramente. Para contrarrestar este efecto es importante limpiar los cristales de manera regular. Funcionará cualquier método, aunque yo prefiero el sonido o la salvia por las ventajas que estos sistemas conllevan.

DÉJALOS A LA LUZ DE LA LUNA. La luz de la luna limpia los cristales. Ponlos en el alféizar de una ventana o déjalos fuera por la noche.

LÍMPIALOS EN UN LECHO DE CUARZO. Si tienes una geoda grande de cuarzo, mete los cristales más pequeños dentro entre doce y veinticuatro horas.

UTILIZA EL SONIDO. Tengo cuencos tibetanos de cristal y de metal. Si los tienes, haz que el cuenco vibre y luego pon los cristales dentro del campo de sonido.

UTILIZA HUMO DE SALVIA. Prende un manojo de salvia o una varita impregnada de ella y haz que el humo pase sobre los cristales. Esta es una forma excelente de limpiar un grupo de cristales al mismo tiempo y uno de mis métodos de limpieza preferidos.

LIMPIEZA CON SAL O CON AGUA. Verás con frecuencia que la gente recomienda limpiar los cristales en sal marina, agua o agua salada. Yo no lo hago, porque la sal, el agua o el agua salada dañan ciertos cristales. No deberías limpiar nunca de esta manera ningún cristal natural o en bruto. Hay otros cristales que tampoco deberían limpiarse nunca así, como por ejemplo:

- Ámbar.
- Calcita.
- Cianita.
- Malaquita.
- Ópalo.
- Piedra lunar.
- Selenita.
- Topacio.

Programación de los cristales

Al trabajar con la energía, la intención tiene un papel muy importante. Aunque no es necesario hacerlo, se pueden programar con una intención cristales recién limpios, si deseas trabajar con una energía concreta. Esto puede ser de mucha ayuda si solo tienes unos pocos cristales. Por ejemplo, el cuarzo transparente funciona prácticamente con todas las energías, pero cuando lo programas con una intención, eso hace que sea aún más poderoso. Qué hacer para programar un cristal:

TENLO EN LA MANO QUE DA (DOMINANTE). Cierra los ojos e imagina tu intención. Por ejemplo, si tu intención es la prosperidad, repite la afirmación «yo soy próspero» mientras sujetas el cristal.

IMAGINA QUE TU INTENCIÓN SE CONVIERTE EN LUZ. Esta luz viaja por el brazo hasta la mano y llega al cristal. Haz esto de tres a cinco minutos.

Mantenimiento de los cristales

El mantenimiento es importante para conservar los cristales en buen estado físico a la vez que protege su estado vibratorio más alto posible. Esto es lo que debes hacer para mantener tus cristales:

LÍMPIALOS AL MENOS UNA VEZ AL MES. Recomiendo que esto se haga cada vez que hay luna llena, lo que te ayudará a recordar hacerlo. También deberías limpiarlos después de cada uso intenso y la primera vez que los llevas a casa.

ALMACÉNALOS CON CUIDADO. Almacenarlos envueltos individualmente los protege de arañazos y conserva sus energías vibratorias.

SI TIENES LOS CRISTALES EXPUESTOS, QUÍTALES EL POLVO CON UN PAÑO SUAVE. Un paño suave de microfibra o algodón funciona muy bien para esto; también puedes utilizar un plumero. Evita paños que sean demasiado ásperos.

Elegir el cristal que vas a utilizar

Si tu colección de cristales ha crecido, ¿cómo sabes cuál utilizar? Existen varias formas de elegir:

PREGUNTA «¿QUÉ CRISTAL NECESITO?» Y ESCUCHA LA RESPUESTA. Este es mi método preferido, porque a veces lo que yo creo que necesita curarse no es en realidad lo que necesita curación. Preguntar elimina las ideas preconcebidas.

PROFUNDIZA EN LAS PROPIEDADES Y CONDICIONES DEL CRISTAL EN ESTE LIBRO O BIEN *ONLINE*. Elige el cristal basándote en el color y el sistema cristalino. Utiliza todo tu conocimiento para que te guíe al cristal que sea adecuado para ese momento.

UTILIZA EL EXAMEN MUSCULAR. Pon el cristal sobre algún lugar de tu cuerpo. Extiende el índice de la mano que da (dominante) y presiona sobre él con el dedo corazón de la misma mano mientras el índice opone resistencia. Si el índice se mantiene firme, no necesitas ese cristal en ese mismo momento; si no es así, ese es el cristal con el que trabajar.

SIGUE TU INSTINTO. Elige el cristal que te atraiga.

Consejos prácticos para utilizar los cristales

Los cristales pueden utilizarse de muchas maneras. Un método corriente es sujetarlos con la mano o colocarlos sobre el cuerpo y meditar, pero también hay otros. Por supuesto, en cada cristal concreto, y en el apartado sobre tratamientos de este libro, hay consejos para que aprendas a utilizarlos, pero estos de aquí ofrecen sugerencias prácticas adicionales para un uso aplicado:

1. Haz elixires de cristal. Pon cristales limpios en un cuenco con agua de manantial a la luz del sol durante dos horas. Saca los cristales y bebe el agua como necesites. No utilices ninguno de los cristales de la lista que aparece en la sección «Seguridad y cristales», en la página 55, y asegúrate bien de que los cristales que utilizas no tengan restos, polvo o suciedad.

2. Pega con cinta un trozo de fluorita en la base de tu silla de trabajo; eso te ayudará a mantenerte concentrado.

3. En los días que necesites un empuje de creatividad, lleva cornalina en el bolsillo del pantalón o póntela de brazalete

4. ¿Acudes a una primera cita con alguien, vas a proponer matrimonio o a involucrarte en alguna actividad romántica que quieres que vaya bien? Lleva cuarzo rosa en un colgante largo, de manera que el cuarzo cuelgue justo encima de tu centro cardíaco.

Establecer una intención

Siempre que realizo una terapia energética, digo con frecuencia: «La intención lo es todo». La mente es un conductor poderoso de tu realidad. Los pensamientos, las palabras y los actos afectan a lo que seas capaz de manifestar, y eso siempre empieza con la intención.

Establecer una intención es un aspecto potente de la sanación al trabajar con cristales. Utilizar los cristales para sanar problemas concretos es en realidad una intención tácita de provocar la curación de algún aspecto de ti mismo. Definir la intención y darle voz hace que sea más poderosa.

Es fácil crear una intención. Decide qué deseas experimentar o ser, y luego haz una declaración de intenciones como si ya lo hubieras conseguido. Por utilizar otra vez el ejemplo de la prosperidad, afirma «yo soy próspero», mejor que «quiero ser próspero». La combinación de las palabras «yo» y «soy» es una poderosa expresión de intenciones. De manera que si dices «yo soy próspero», creas la experiencia de serlo, no simplemente de desearlo. Después de expresar tu intención en voz alta o por escrito, termina mostrando gratitud.

5 Deja caer cristales a prueba de agua en tu bañera. Sácalos antes de vaciarla.

6 ¿Te sientes negativo o necesitas un empujón de energía? El ámbar es el cristal ideal para estimular la felicidad y la energía. Llévalo cerca de la piel —especialmente como brazalete o anillo— para darte un empujón.

7 Coloca cristales de energía positiva, como el cuarzo ahumado, o cristales que absorben energía negativa, como la turmalina negra, por todo el perímetro de tu casa o propiedad para mantener alejada la negatividad. Puedes utilizar económicas esquirlas o perlitas de cristal.

El cambio que puedes esperar

Cuando trabajamos con la energía, esta busca siempre alinearse con lo más elevado y lo que es mejor para nosotros. A veces, el cambio que crees que necesitas no es lo que más te conviene. Elimina todas las expectativas sobre el resultado y deja que surja lo que tenga que surgir. Cuando tenemos expectativas y nos apegamos a ellas, limitamos los resultados, porque lo que imaginamos es por lo general menor que lo que provee el universo. Y a veces lo que sirve para nuestro bien no aparece de la forma que creemos que debería.

Elimina tanto como puedas de tu vocabulario las expresiones *debería* y *podría*, y acepta lo que aporte la energía. En ocasiones los cambios son sutiles y tienen lugar con el tiempo; otras veces son espectaculares e inmediatos. Y otras, ponen tu mundo patas arriba para eliminar cosas que no te sirven y que de ese modo pueda llegar lo que realmente te conviene. Todo esto es normal cuando se trabaja con cristales. Establece tu intención, haz tu trabajo, elimina los juicios y las expectativas, y deja que sea. En definitiva, la energía te servirá siempre para bien.

Almacenaje de cristales

Tengo cristales por toda mi casa, como ya he dicho antes. Varias piezas de las grandes están en exhibición, colocadas con seguridad sobre estantes firmes. También tengo algunos de mis cristales pequeños más resistentes en cuencos. Pero los más delicados los guardo con mucho cuidado. Un contenedor de plástico dividido en múltiples compartimentos, como los que se usan para guardar abalorios, es una manera excelente de almacenar los cristales más pequeños. Si los almacenas todos juntos en un recipiente que no tenga compartimentos, envuelve cada uno de los cristales en papel de seda o un pañito y guárdalos lejos de la humedad. Algunos cristales pierden también color cuando se los expone a la luz solar, de modo que es posible que debas guardarlos lejos de la luz; o si los tienes expuestos, aléjalos de las ventanas soleadas. Los siguientes cristales pertenecen a ese grupo:

- Aguamarina.
- Amatista.
- Aventurina.
- Citrino.
- Cuarzo (de cualquier color).
- Fluorita.
- Zafiro.

Seguridad y cristales

Por lo general, trabajar con cristales es relativamente seguro. Sin embargo, algunos contienen sustancias (como aluminio, cobre, azufre, fluorina, estroncio o amianto) que son tóxicas para los seres humanos, así que no los pongas en la bañera ni prepares elixires con ellos. Lo mejor es lavarse también las manos cuando acabes de manejarlos. Pertenecen a este grupo los siguientes cristales:

- Aguamarina (contiene aluminio).
- Azufre (venenoso).
- Celestita (contiene estroncio).
- Cinabrio (contiene mercurio).
- Circonia (contiene zirconio).
- Dioptasa (contiene cobre).
- Esmeralda (contiene aluminio).
- Espinela (contiene aluminio).
- Fluorita (contiene fluorina).
- Granate (contiene aluminio).
- Iolita/Cordierita (contiene aluminio).
- Jade (puede contener amianto).
- Labradorita (contiene aluminio).
- Lapislázuli (contiene pirita, que contiene azufre).
- Malaquita (contiene cobre).
- Moldavita (contiene aluminio).
- Ojo de tigre, sin pulir (contiene amianto).
- Piedra lunar (contiene aluminio).
- Piedras de Kansas / Piedras boji (contienen aluminio).
- Prehnita (contiene aluminio).
- Rubí (contiene aluminio).
- Sodalita (contiene aluminio).
- Sugilita (contiene aluminio).
- Tanzanita (contiene aluminio).
- Topacio (contiene aluminio).
- Turmalina (contiene aluminio).
- Turmalina negra (contiene aluminio).
- Turquesa (contiene aluminio).
- Zafiro (contiene aluminio).

Date cuenta de que la mayoría de los cristales que hay en esta lista aparecen en este libro. Para los que no estén en el libro ni en esta lista, investiga un poco antes de consumir un elixir hecho con ellos y lávate las manos después de manejarlos.

Con la información que te muestro en este capítulo podrás iniciarte fácilmente en el trabajo con los cristales que ya tienes. El capítulo siguiente trata sobre algunos conceptos avanzados para trabajar con cristales que puedes utilizar para profundizar tus prácticas, si lo deseas. Aunque con lo visto hasta ahora tienes suficiente para empezar, siempre es bueno añadir unos cuantos *utensilios* más a tu caja de herramientas.

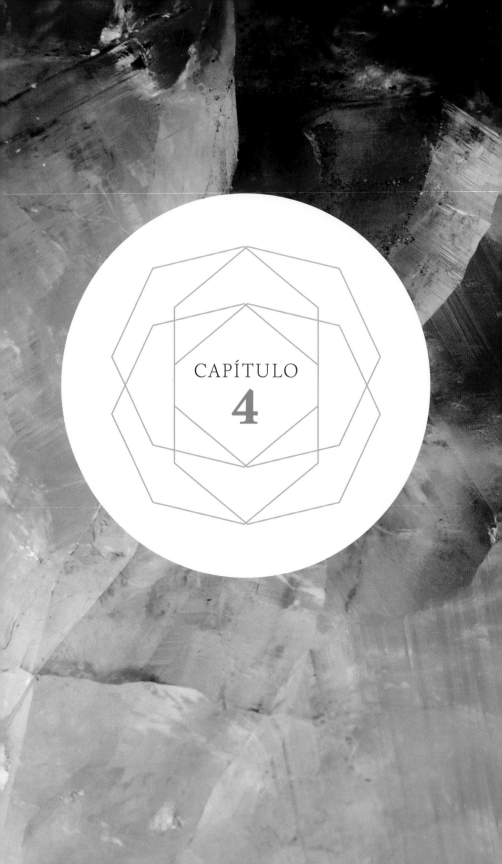

CAPÍTULO

4

CÓMO AUMENTAR *al* MÁXIMO *el* PODER *de los* CRISTALES

Los cristales son una herramienta de sanación energética, y como son algo tan concreto —los puedes agarrar de verdad con la mano y utilizarlos—, mucha gente empieza con cristales y luego pasa a otras modalidades. Fueron los cristales los que me iniciaron en mi travesía a través de las terapias energéticas.

Como sanadora energética, utilizo múltiples modalidades junto a los cristales, como el trabajo con chakras, la cromoterapia y la terapia del sonido, meditación y mantras, etc. Prueba con alguna de ellas si así lo deseas. Te presento la información siguiente como una manera de incluir más prácticas en tu vida, pero te toca a ti decidir si alguna de ellas te llama especialmente.

Si lo que has aprendido de cristales te emociona o te interesa, existen muchas formas de profundizar tus conocimientos y tu práctica de la sanación energética. Utilizar un solo cristal ya es en sí poderoso; utilizarlo en conjunción con otros cristales, u otras modalidades de sanación de energía, proporciona cambios energéticos aún más profundos en tu vida.

Redes de cristales

Cuando los combinas con intención y geometría sagrada, la energía de los cristales se vuelve aún más poderosa y concentrada. Eso es lo que haces cuando formas una red de cristales. Una red de cristales es simplemente una disposición de varios cristales, con el propósito de crear una energía poderosa y concentrada en una intención concreta.

Las redes pueden ser sencillas o extremadamente complejas. Para utilizar una red, fórmala en lugares clave, como bajo la cama o en tu escritorio. A continuación expongo las características básicas de las redes y explico cómo crear dos muy sencillas.

FORMAS DE REDES

Aunque puedes preparar tus redes de la forma que quieras, utilizar las figuras de la geometría sagrada aumenta su poder.

- Las espirales representan el camino a la consciencia.
- Los círculos son una representación de la identidad y la unidad.
- La *Vesica piscis*, o vejiga de pez (ver la figura), representa la creación.

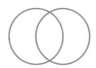

- Los cuadrados representan los elementos terrestres.
- Los triángulos representan la conexión entre cuerpo, mente y espíritu.

DISPOSICIONES DE REDES

Las disposiciones de redes utilizan los elementos siguientes:

- La piedra de enfoque se sitúa en el centro de la red. Esta es la energía primaria que intentas conseguir.
- Las piedras que la rodean amplifican la energía y permiten que se desplace hacia fuera desde el foco.
- Las piedras exteriores (no son imprescindibles) pueden ser o bien la fuente de la intención para la energía primaria o bien piedras perimetrales para mantener la energía dentro de la red.

RED PRIMERA: PERDÓN

Configuración: espiral.

Piedra de enfoque: selenita (en cualquier forma).

Piedras perimetrales (para amplificar): puntas de cuarzo transparente.

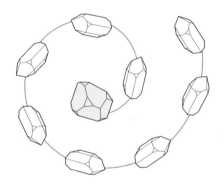

RED SEGUNDA: CREATIVIDAD

Configuración: *vesica piscis*.

Piedra de enfoque (centro): citrino (en cualquier forma).

Piedras perimetrales: amatista (en cualquier forma).

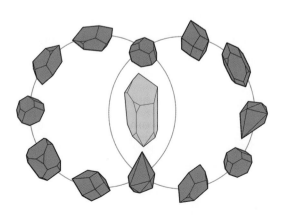

Chakras y colores

Los chakras son centros energéticos que conectan la manifestación física con la no física. Dicho de otra forma, conectan el cuerpo a la energía de la mente y del espíritu. Los siete chakras principales recorren la columna vertebral. Cada uno de ellos expresa un color que se corresponde con varias energías. Los desequilibrios de los chakras pueden corresponder con problemas físicos, emocionales, mentales o espirituales. Para ayudarte a equilibrar las energías, trabaja con cristales colocando los de colores semejantes sobre los chakras correspondientes.

RAÍZ. Situado en la base de la columna, el primer chakra, o chakra raíz, vibra en rojo. Es el centro de la familia y de la identidad tribal (comunidad) y se relaciona con problemas de seguridad y de confianza, así como con problemas en los pies y las piernas.

SACRO. El segundo chakra, que vibra en naranja, se asienta en el ombligo. Es la fuente de la prosperidad, del poder personal y de la creatividad. Los problemas digestivos, o de la parte baja de la espalda, del abdomen o de los órganos sexuales se relacionan frecuentemente con el chakra sacro.

PLEXO SOLAR. El tercer chakra vibra en amarillo. Se localiza justo debajo del esternón. Se relaciona con la autoestima y con los límites. Los problemas físicos se corresponden a menudo con la parte baja de la espalda, así como con el páncreas y el sistema urinario.

CORAZÓN. El cuarto chakra se sitúa en el centro del pecho y vibra en verde. Se relaciona con la compasión, la amabilidad, el amor incondicional y el perdón. Los problemas físicos pueden ser de las costillas, los pulmones y el corazón.

GARGANTA. El quinto chakra vibra en azul y está situado encima de la nuez. Se relaciona con decir la verdad y con entregar la voluntad personal a la guía divina. Los problemas físicos son de la tiroides, la garganta y la boca.

TERCER OJO. Situado en el centro de la frente. El sexto chakra vibra en añil y corresponde a la intuición y el intelecto. Los problemas físicos pueden ser de los ojos, los oídos, la cabeza y el cerebro.

CORONA. Se localiza en la parte más alta de la cabeza. El séptimo chakra vibra en blanco y se corresponde con el yo superior y con la divinidad. Los problemas sistémicos, musculares y óseos se relacionan con el chakra corona.

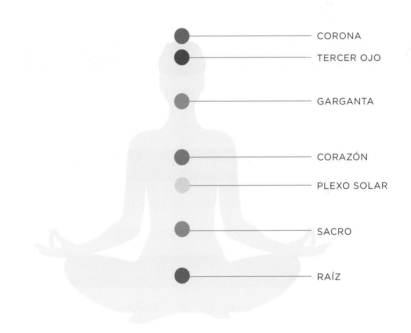

CORONA

TERCER OJO

GARGANTA

CORAZÓN

PLEXO SOLAR

SACRO

RAÍZ

CORRESPONDENCIA DE COLORES

Como se ha observado, ciertos problemas corresponden con determinados chakras, y cada chakra tiene un color diferente. Hay otras energías que se relacionan también con el color, de manera que elegir cristales de colores concretos ayuda a trabajar con esos problemas concretos. La tabla siguiente ofrece una correspondencia básica de colores para los problemas físicos, mentales, emocionales y espirituales.

NEGRO/GRIS
PROTECCIÓN • AFIANZAMIENTO • CONFIANZA • SEGURIDAD PROBLEMAS EN LA COMUNIDAD (RELACIONADOS CON LA IDENTIDAD TRIBAL) LO INCONSCIENTE • LO DESCONOCIDO • EL YO SOMBRA (EL LADO OSCURO)

AZUL
VERDAD • SABIDURÍA • LEALTAD • ESCUCHA • GARGANTA • TIROIDES • PROBLEMAS DENTALES • AUTOEXPRESIÓN • ENTREGA A LA VOLUNTAD DIVINA

MARRÓN
EXPERIENCIA VITAL • TIERRA • NATURALEZA • AFIANZAMIENTO

VERDE
AMOR • CORAZÓN • FINANZAS • RIQUEZA • PERDÓN • COMPASIÓN • AMABILIDAD • PROBLEMAS PULMONARES • SALUD FÍSICA • CAMBIO • CRECIMIENTO

NARANJA/MELOCOTÓN

PROBLEMAS FAMILIARES • INTEGRIDAD PERSONAL • ADAPTACIÓN SOCIAL •
ANSIEDAD • SEXUALIDAD • AUTOIDENTIFICACIÓN • EGO • PROBLEMAS DE LA
PARTE BAJA DE LA ESPALDA • PROBLEMAS DE LOS ÓRGANOS SEXUALES

ROSA

COMPASIÓN • AMABILIDAD • PERDÓN •
AMOR INCONDICIONAL • AMOR ROMÁNTICO

ROJO

PASIÓN • AFIANZAMIENTO • VITALIDAD Y ENERGÍA FÍSICA •
VIGOR • ESTABILIDAD

VIOLETA/MORADO

ESPIRITUALIDAD • DIVINIDAD • INTUICIÓN • CONEXIÓN CON EL YO SUPERIOR
• INTELECTO • RAZÓN • SANACIÓN • LEALTAD • DEVOCIÓN • MIGRAÑAS Y
CEFALEAS • PROBLEMAS OCULARES

BLANCO/TRANSPARENTE

NUEVOS PRINCIPIOS • DIVINIDAD • PUREZA • PAZ •
CONEXIÓN CON REINOS SUPERIORES

AMARILLO/ORO

AUTOESTIMA • AMOR PROPIO • IDENTIDAD • RIQUEZA ESPIRITUAL •
BAZO • VESÍCULA BILIAR

Meditación y mantras

La idea de meditar puede ser amedrentadora para mucha gente, porque sentarse en silencio y no pensar en nada suena a algo demasiado difícil. Yo antes creía que la única forma de meditar era sentarse en la postura del loto mientras salmodiaba «om», lo que no me atraía. Aunque esta es una forma de meditación, está lejos de ser la única. La meditación es cualquier cosa que enfoque la mente sobre el momento presente y los mantras son cualquier palabra que te concentre sobre una intención o una afirmación.

Mi forma preferida es la meditación afirmativa. Sentarse cómodamente, enfocarse sobre un objeto y repetir una afirmación como mi mantra. Decir esas afirmaciones en voz alta me permite concentrar la mente. También se puede salmodiar cualquier otro mantra que tenga sentido para uno, como «paz», «alegría», «sanación», «amor» o cualquier otra cosa en la que te gustaría concentrarte. Cuando haces esto sujetando o mirando un cristal (lo que ayuda a concentrarse todavía más), aumentas el poder de la energía y de la intención.

La concentración puede ser difícil en la meditación, de manera que utilizar un mantra o una afirmación, así como un cristal, puede hacer que la práctica sea más accesible y se disfrute más. Recomiendo meditar a diario, empezando con cinco minutos y trabajando hasta llegar a los veinte minutos o más, como veas conveniente.

En este capítulo te he explicado a grandes rasgos varias prácticas que puedes utilizar para profundizar en tu trabajo con los cristales. Cada uno de esos temas daría para un libro (o como mínimo para un capítulo) y hay muchísimo que explorar si eliges hacerlo, pero no son requisitos para trabajar con los cristales. Estas actividades son suplementarias, de modo que no dudes en tomar o dejar como desees cualquier parte de la información. Ya solamente trabajar con los cristales es lo bastante poderoso como para ayudarte a aportar cambios positivos a tu vida.

Vibración de sonidos

Al utilizar los cristales, una de mis formas preferidas de sanación energética es la terapia del sonido. El sonido vibra a determinadas frecuencias, lo mismo que hacen los colores y los cristales, y esas frecuencias se corresponden con determinadas energías sanadoras y determinados chakras. Trabajar con sonidos tocando un cuenco tibetano (un cuenco de cristal o de metal que vibra cuando lo golpeas o haces pasar un mazo sobre su borde), escuchando frecuencias de *Solfeggio* (tonos sagrados) *online* o en tu teléfono móvil, escuchando cualquier tipo de música o entonando (vocalizando) notas y sonidos con la voz aumenta el poder de la intención e intensifica la energía del cristal. También se puede utilizar el sonido para la limpieza de cristales, tal como se ha descrito en la página 49.

Para trabajar con sonidos no tienes por qué salir a comprar cuencos tibetanos (cantores). Una búsqueda rápida en Internet muestra que hay abundantes grabaciones de gente que los toca. En algunas de ellas tocan un cuenco diferente para cada chakra. Si deseas explorar esto más a fondo, en la sección de recursos, en la página 200, incluiré algunas aplicaciones.

También puedes entonar varios sonidos vocálicos durante la meditación, para afectar a las vibraciones de cada chakra:

RAÍZ - Uhhhhhhh (entre «u» y «a»).

SACRO - Úuuuuu (como en «tú»).

PLEXO SOLAR - Ouhhhh (entre «o» y «u»).

CORAZÓN - Ohh (como en «no»).

GARGANTA - Ay (como en «hay»).

TERCER OJO - Ei (como en «veinte»).

CORONA - Íiiiii (como en «sí»).

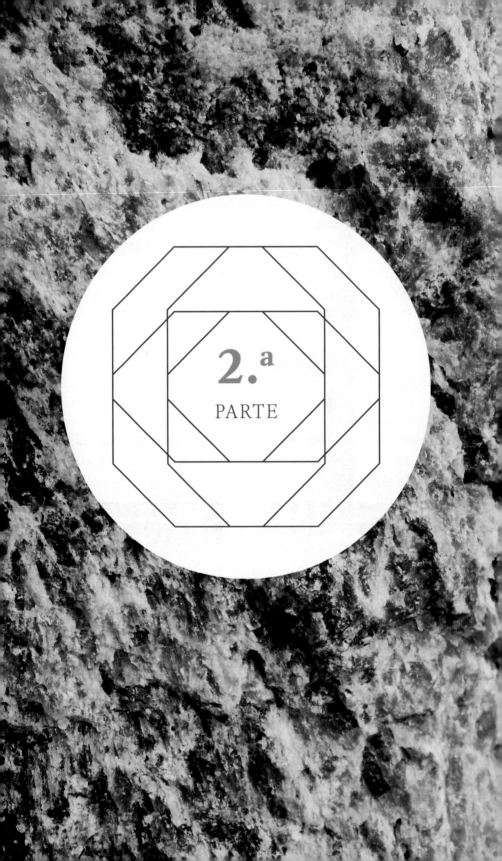

2.ª
PARTE

Amplía tus conocimientos sobre cristales

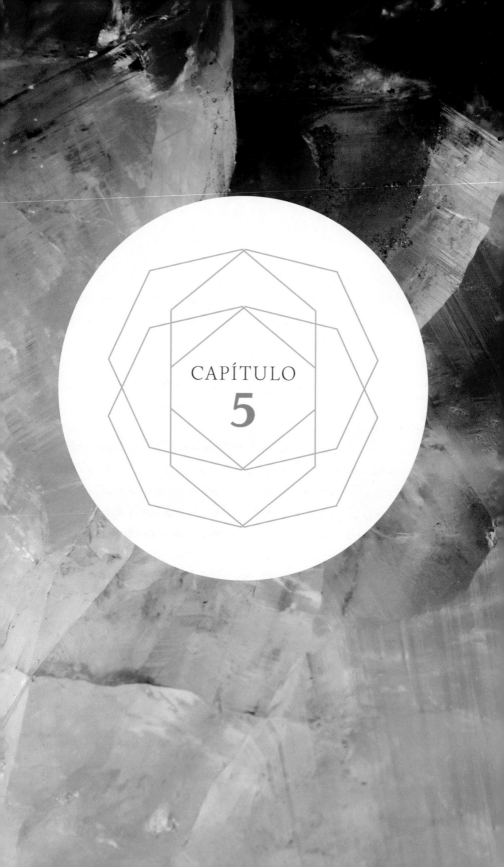

CAPÍTULO

5

DIEZ CRISTALES
para TODOS

Aunque mi lista de cristales favoritos cambia según van cambiando mis problemas vitales y mis necesidades energéticas, hay ciertos cristales que recomiendo siempre, especialmente a la gente que está empezando. Tengo todos esos cristales y con frecuencia los compro en cantidad para llevarlos encima y así poder compartirlos. Esto hace que mi bolso sea un tanto pesado, pero disfruto compartiendo el poder de esos cristales básicos para que los demás también puedan beneficiarse.

Estos son los cristales caballo de batalla que pueden utilizarse para múltiples problemas. También son relativamente fáciles de encontrar: la mayoría de las tiendas metafísicas y de cristales tienen en existencia un gran suministro de todas estas piedras, y los cristales son duraderos y asequibles. Elige cualquiera que te atraiga por su tamaño y su forma. Lo que verdaderamente cuenta aquí son las propiedades básicas de los cristales, en lugar de su tamaño, su forma o su estado.

AMATISTA

La amatista es una variedad del cuarzo. El color más habitual es el morado, aunque tratadas con calor también pueden encontrarse versiones en verde (prasiolita) y amarillo (llamada citrino, ver la página 74). La palabra *amatista* proviene del griego *amethystos*, que significa 'sobrio', lo cual habla del uso tradicional de la amatista como piedra para evitar la embriaguez. También aporta seguridad a los viajeros y se relaciona con el tercer ojo, que es la sede de la intuición. Muchos utilizan la piedra además para otros problemas, tales como transmutar la negatividad o ayudar con el insomnio y los sueños, lo que hace de la amatista una valiosa piedra multiusos.

ORIGEN: Brasil, Alemania, Sri Lanka, Uruguay.

ENTRAMADO: hexagonal.

FORMAS: natural, puntas, grupos, geodas, pulida/pulimentada, tallada.

ENERGÍA: amplifica.

COLORES: de violeta a morado oscuro, verde (tratada al calor, prasiolita), amarillo (tratada al calor, citrino).

CHAKRAS: tercer ojo, chakra corona.

COLOCACIÓN: sobre el chakra del tercer ojo, sobre la coronilla, cerca de la cama, bajo la almohada.

AYUDA A: la intuición y la percepción, el insomnio, la seguridad en los viajes, la conexión con el yo superior y lo divino, la creatividad, la manifestación, el estrés y la ansiedad, las pesadillas, las adicciones.

FUNCIONA CON: citrino, cuarzo transparente.

CONSEJOS DE USO: pégala con cinta a la parte de atrás del cabecero de la cama o colócala en la mesita de noche como ayuda contra el insomnio y para mantener a raya las pesadillas, así como para ayudar a recordar los sueños.

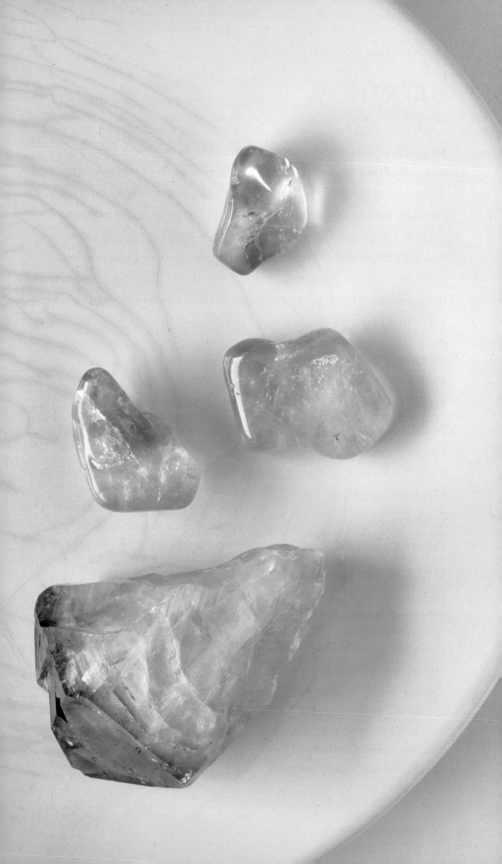

CITRINO

Tengo citrinos situados estratégicamente por toda la casa, porque es una piedra muy hermosa y poderosa. Se pueden encontrar dos clases de citrino: el que se da en la naturaleza y el que se ha creado tratando con calor una amatista. Por lo general, si el color amarillo dorado del citrino es extremadamente transparente y saturado, significa que es una amatista tratada al calor. Si no se está seguro, se debe preguntar antes de comprar. Aunque la amatista tratada al calor tiene propiedades parecidas a las del citrino natural, la forma natural de este tiende a tener una energía más potente.

ORIGEN: Brasil, Perú, Rusia, Estados Unidos.

ENTRAMADO: hexagonal.

FORMAS: natural, grupos, en cuarzo transparente, pulida/pulimentada, tallada.

ENERGÍA: amplifica.

COLOR: amarillo.

CHAKRA: plexo solar.

COLOCACIÓN: sobre el plexo solar o cerca de él; como brazalete, anillo o collar; en la hucha o la billetera; en el rincón posterior izquierdo de la casa (el rincón de la prosperidad).

AYUDA A: la prosperidad, la autoestima y la autoimagen, animar la generosidad, estimular la claridad del pensamiento, la manifestación, afirmar la voluntad personal, facilitar nuevos comienzos.

FUNCIONA CON: cuarzo transparente, amatista, ametrino, cuarzo ahumado.

CONSEJOS DE USO: para aumentar la prosperidad, coloca citrino en el rincón posterior izquierdo de tu casa (el rincón de la prosperidad). Se puede calcular cuál es ese rincón situándose en la puerta de entrada y mirando hacia dentro. También se puede colocar citrino en el rincón posterior izquierdo de cualquier habitación para aumentar la prosperidad. Si eres dueño de un negocio, colócalo en la caja registradora o en la hucha para estimular la prosperidad para el negocio.

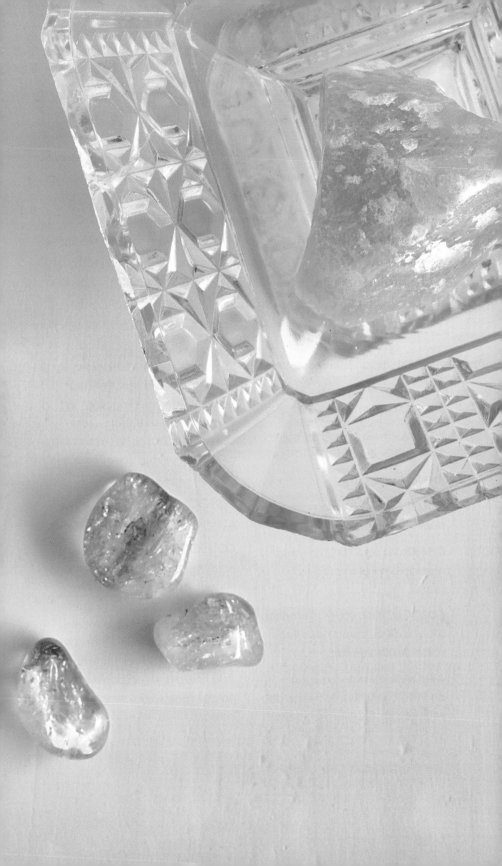

CORNALINA

La cornalina es una variedad de la calcedonia, que pertenece a la familia del cuarzo. La cornalina se asocia con la audacia y el valor. Utilizar este cristal ayuda a fortalecer la debilidad (física y emocional), mejora la suerte y atrae prosperidad. Como piedra del chakra sacro, ayuda también a fortalecer el sentido de uno mismo así como a atemperar el ego excesivo. La cornalina también ha sido utilizada tradicionalmente para ayudar a los cantantes y a aquellos que tienen que hablar en público aportándoles fuerza y potencia en la voz.

ORIGEN: Brasil, Islandia, India, Perú.

ENTRAMADO: hexagonal.

FORMAS: natural, pulida/pulimentada, tallada.

ENERGÍA: absorbe.

COLORES: de naranja parduzco a rojo-naranja.

CHAKRAS: rojo-naranja - raíz; naranja o naranja parduzco - sacro.

COLOCACIÓN: sobre el ombligo o cerca de él, como brazalete, cerca del chakra raíz.

AYUDA A: el valor, la seguridad y la confianza, la fuerza de voluntad, la decisión, la vuelta de la pasión a las relaciones, el desarrollo de un sentido sano de identidad, el enfoque en el momento presente, la superación de los abusos, la protección contra la envidia, el estímulo a la energía.

FUNCIONA CON: cuarzo transparente, malaquita, sardónice.

CONSEJOS DE USO: estimula tu energía llevando este cristal cuando hagas ejercicio o ten uno en el escritorio de tu despacho para contribuir a mantener la energía a lo largo del día. Puesto que la cornalina estimula la energía, es probable que no quieras tenerla cerca de la cama.

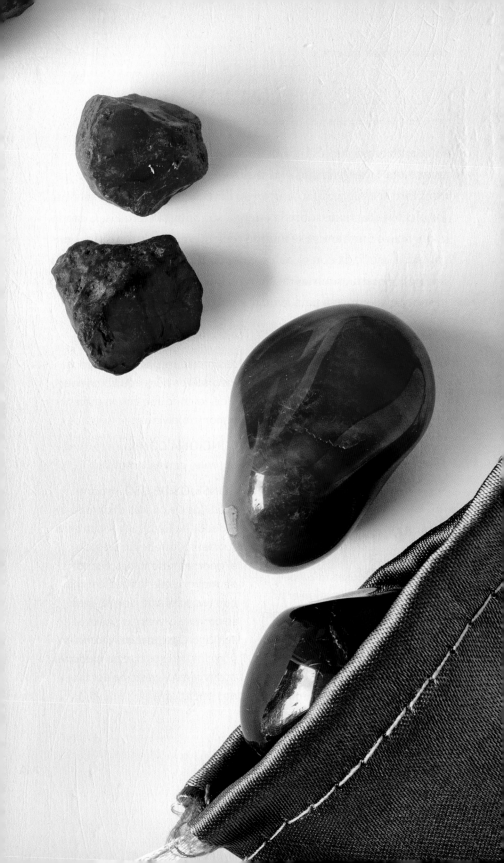

CUARZO AHUMADO

El cuarzo ahumado es otra de mis piedras de emergencia porque transmuta la negatividad. Lo utilizo cuando la gente quiere que equilibre la energía de su hogar y lo llevo siempre conmigo porque los efectos que tiene sobre la energía son muy poderosos. Cuando el negocio de una amiga se inundó recientemente, hubo mucha negatividad asociada con el suceso, de manera que una vez se hizo la limpieza repartí esquirlas de cuarzo ahumado por todas las instalaciones de la empresa para ayudar a limpiar la negatividad asociada.

ORIGEN: de todo el mundo.

ENTRAMADO: hexagonal.

FORMAS: natural, puntas, grupos, pulida/pulimentada, tallada.

ENERGÍA: amplifica.

COLORES: de gris claro a marrón.

CHAKRAS: raíz, corona.

COLOCACIÓN: en el bolsillo, cerca del chakra raíz y del chakra corona, en cualquier lugar donde sientas que la energía negativa es un problema.

AYUDA A: transmutar la energía negativa en positiva, intensificar la energía positiva, afianzarse, desintoxicarse, conectar todos los chakras para equilibrar energías, la conexión con la guía superior y lo divino.

FUNCIONA CON: cuarzo transparente, citrino, amatista.

CONSEJOS DE USO: reparte esquirlas de cuarzo ahumado alrededor de tu casa (y si compras suficiente, alrededor de todo el perímetro de tu propiedad) de manera que toda la energía que rodea el sitio donde vives se cambie a energía positiva. Yo hago esto para mí y también para los amigos que se mudan a casas nuevas, para atraer buenas energías.

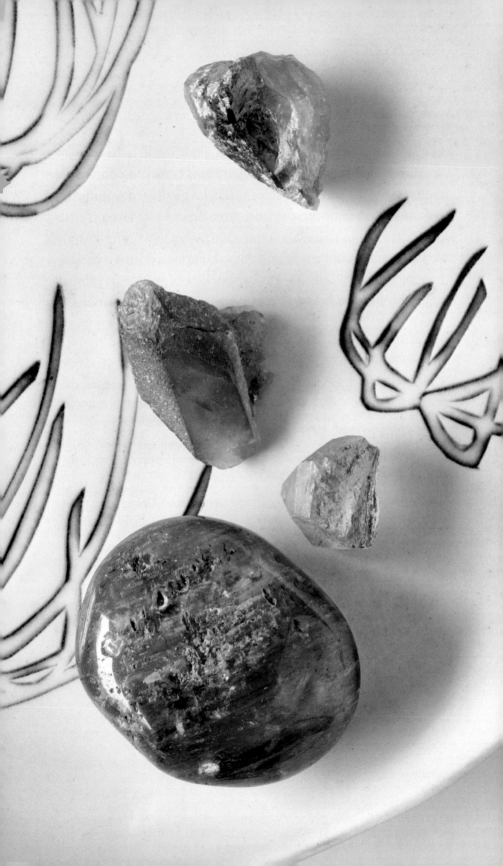

CUARZO ROSA

El cuarzo rosa es la piedra del amor incondicional, la amabilidad y la compasión. De modo que también ayuda con el perdón. Aunque el chakra del corazón es de color verde, las piedras rosas como este cuarzo se asocian profundamente también con este chakra. Es una piedra maravillosa para la autocuración, sobre todo cuando se trata de sanar desengaños amorosos, como la ruptura de una relación, la traición o la pérdida de un ser querido. Esta es una piedra calmante y apacible que ayuda a sentirte conectado a los demás y fortalece tu sensación de alegría.

ORIGEN: Brasil, India, Japón, Estados Unidos.

ENTRAMADO: hexagonal.

FORMAS: natural, puntas, grupos, pulida/pulimentada, tallada.

ENERGÍA: amplifica.

COLOR: rosa.

CHAKRA: corazón.

COLOCACIÓN: como collar, brazalete o anillo (especialmente en el dedo anular, o dedo del compromiso); sobre el chakra del corazón o cerca de él.

AYUDA A: desarrollar compasión, la amabilidad, el amor incondicional, el amor hacia uno mismo, la sanación emocional, la alegría, la paz, el sentido lúdico.

FUNCIONA CON: cuarzo transparente, amatista, prasiolita, peridoto.

CONSEJOS DE USO: lleva contigo cuarzo rosa después de una discusión con un ser amado para facilitar la sanación y la reconciliación.

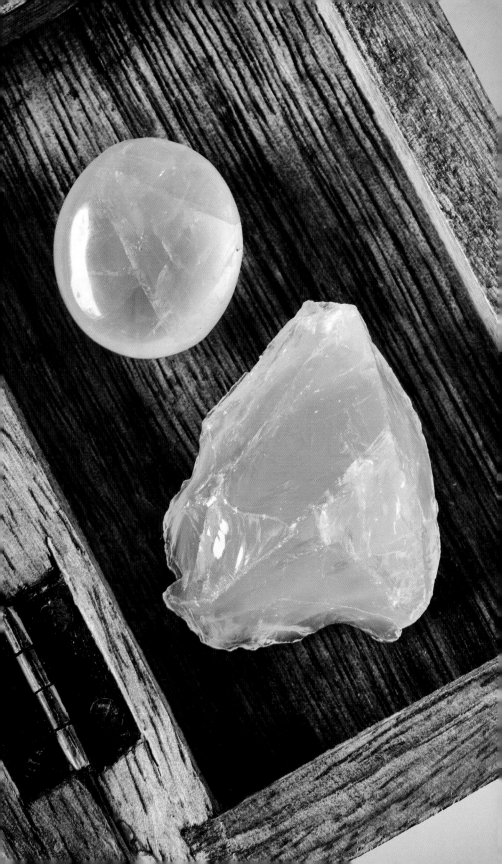

CUARZO TRANSPARENTE

El cuarzo transparente es, sin lugar a dudas, el cristal más versátil que pueda haber en cualquier colección. Es el primer cristal que le recomiendo a la gente y uno de los que siempre llevo encima en cantidad para dárselo a los demás. Es un cristal que se limpia a sí mismo y se puede utilizar para limpiar otros cristales si se dispone de un gran grupo de cristales de cuarzo. El cuarzo transparente intensifica el poder de cualquier cristal con el que trabaje. Se pueden utilizar puntas de cuarzo transparente para dirigir y amplificar la energía de otra piedra colocando el extremo plano del cuarzo en contacto con ella y el extremo afilado apuntando hacia el objetivo del tratamiento.

ORIGEN: De todo el mundo.

ENTRAMADO: hexagonal.

FORMAS: natural, puntas, terminación en punta doble (diamantes Herkimer), grupos, geodas, pulida/pulimentada, tallada.

ENERGÍA: amplifica.

COLORES: de blanco lechoso a transparente.

CHAKRAS: todos.

COLOCACIÓN: en cualquier lugar; para la meditación, sobre el chaka corona o cerca de él; en una red con otros cristales para amplificar las energías de estos.

AYUDA A: intensificar las propiedades de todos los demás cristales; la conexión con lo divino y la consciencia superior; trabajar con todas las enfermedades (es maestro sanador); la protección, la limpieza y la purificación; amplificar la energía y el pensamiento; aclarar pensamientos y creencias; equilibrar cuerpo-mente-espíritu; mejorar la concentración.

FUNCIONA CON: todos los demás cristales.

CONSEJOS DE USO: utiliza un grupo de puntas de cuarzo transparente para limpiar otras piedras de manera segura y eficaz. Coloca las piedras más pequeñas en el grupo y deja que se asienten de doce a veinticuatro horas.

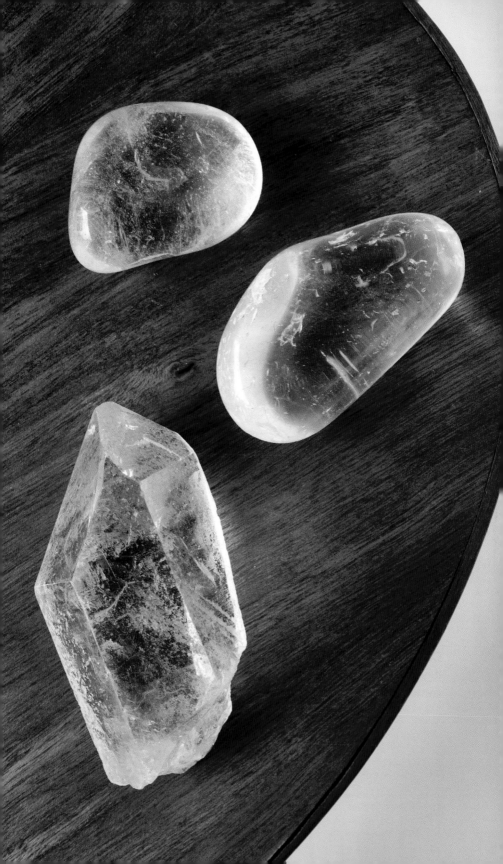

FLUORITA

Parte de la versatilidad de la fluorita proviene de su variada gama de colores, que va desde el verde claro hasta el morado más intenso. La pieza más versátil de fluorita es la arcoíris, que tiene franjas de verde, morado, rosa, azul y aguamarina por todas partes, de manera que funciona con varios chakras y encarna las propiedades curativas de sus diferentes colores. La fluorita arcoíris facilita el flujo de energía entre los chakras y ayuda a estimular la claridad y el pensamiento nítido. Es un mineral relativamente blando, de manera que hay que tener cuidado al almacenarlo porque se raya con facilidad.

ORIGEN: Australia, Brasil, China, Estados Unidos.

ENTRAMADO: isométrico.

FORMAS: natural, grupos, geodas, pulida/pulimentada, tallada.

ENERGÍA: absorbe.

COLORES: aguamarina, azul, transparente, verde, rosa, morado, arcoíris, amarillo.

CHAKRAS: corazón, garganta, tercer ojo, corona.

COLOCACIÓN: en cualquier lugar junto a los cuatro chakras superiores, como collar.

AYUDA A: equilibrar y estabilizar la energía, la conexión cuerpo-mente-espíritu, facilitar la intuición y la comunicación con planos superiores, la calma, aumentar la creatividad, la armonía, la conexión con lo divino.

FUNCIONA CON: cuarzo transparente, amatista, sodalita.

CONSEJOS DE USO: almacénala lejos de otros cristales porque se raya fácilmente. Ten en tu mano fluorita mientras meditas para concentrarte en el equilibrio de las energías.

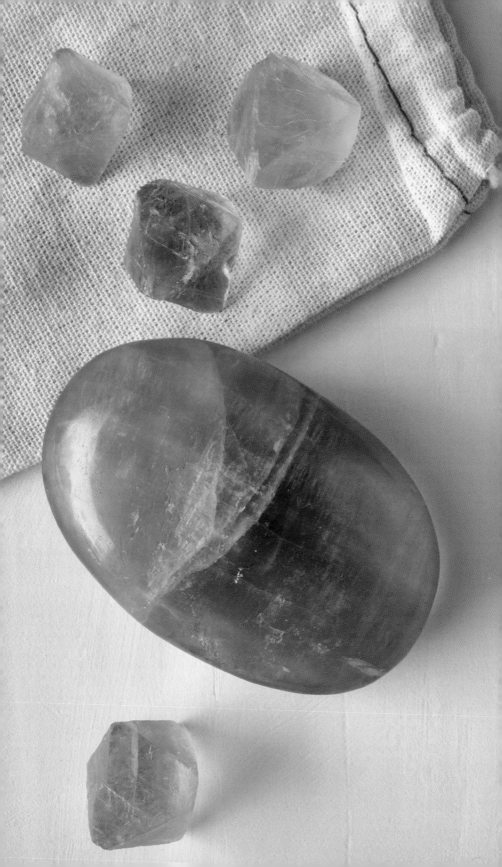

HEMATITA

La hematita es una piedra verdaderamente bonita. Es brillante y negra, con un arcoíris de colores en la superficie, como una mancha de aceite sobre el agua cuando el sol la ilumina. Es una piedra que absorbe energías, lo que la hace perfecta para cuando hay mucha energía negativa alrededor. Es enraizante y calmante, de manera que es una piedra estupenda cuando uno está estresado. La hematita ayuda también a liberar las limitaciones que uno crea para sí mismo inconscientemente.

ORIGEN: Brasil, Suiza, Reino Unido.

ENTRAMADO: hexagonal.

FORMAS: natural, pulida/pulimentada, tallada, anillos.

ENERGÍA: absorbe.

COLORES: gris oscuro/Negro.

CHAKRA: raíz.

COLOCACIÓN: cerca del chakra raíz, llevar como anillo o brazalete, en un bolsillo, en la mesa de despacho para un trabajo estresante.

AYUDA A: absorber negatividad, equilibrar energías, aliviar el estrés y la ansiedad, afianzarse, desintoxicarse.

FUNCIONA CON: lapislázuli, malaquita.

CONSEJOS DE USO: la hematita absorbe muchas energías negativas y trabaja constantemente. Debido a esto, se rompe con frecuencia. Cuando se rompa, devuélvela a la Tierra y consigue una nueva.

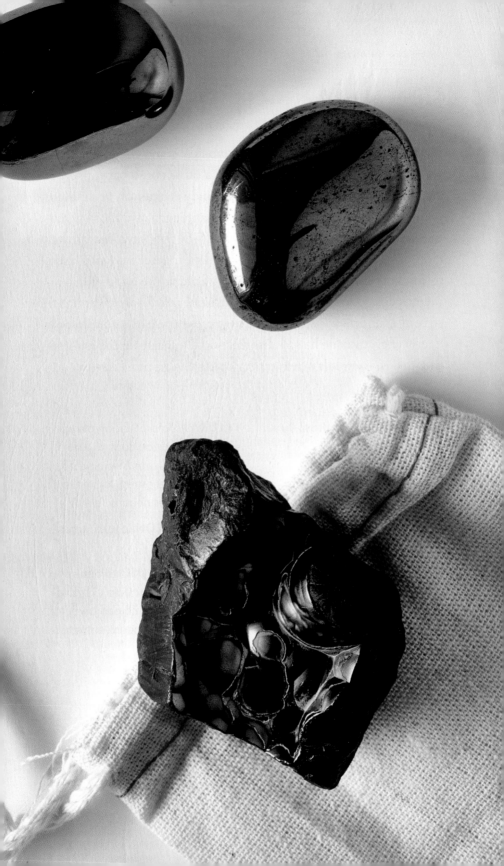

TURMALINA NEGRA

Llevo turmalina negra (también conocida como *schorl*) conmigo en todo momento, tanto para dársela a otros como para absorber cualquier negatividad que venga a mí desde el exterior. En tiempos antiguos, los magos la utilizaban para mantener a raya a los «demonios». Además de absorber negatividad y de proporcionar protección, la turmalina negra también ayuda a mantenerse enraizado, estimula la confianza en uno mismo y contribuye a purificar ambientes donde se haya producido mucha negatividad emocional. Si se rompe una pieza de turmalina negra, es que se ha saturado de la energía negativa que ha ido absorbiendo. Deshazte de ella (simplemente devolviéndola a la Tierra) y consigue una pieza nueva.

ORIGEN: Australia, Brasil, Sri Lanka, Estados Unidos.

ENTRAMADO: hexagonal.

FORMAS: natural, en cuarzo, pulida/pulimentada, tallada.

ENERGÍA: absorbe.

COLOR: negro.

CHAKRA: raíz.

COLOCACIÓN: bolsillo del pantalón, cerca del chakra raíz, cerca de la cama, entre quien la porta y una fuente de negatividad.

AYUDA A: la protección psíquica, la protección contra la negatividad, el afianzamiento, la liberación del estrés, la limpieza de emociones negativas.

FUNCIONA CON: cuarzo transparente.

CONSEJOS DE USO: si tienes un compañero de trabajo excesivamente negativo, coloca una pieza de turmalina negra entre tú y esa persona.

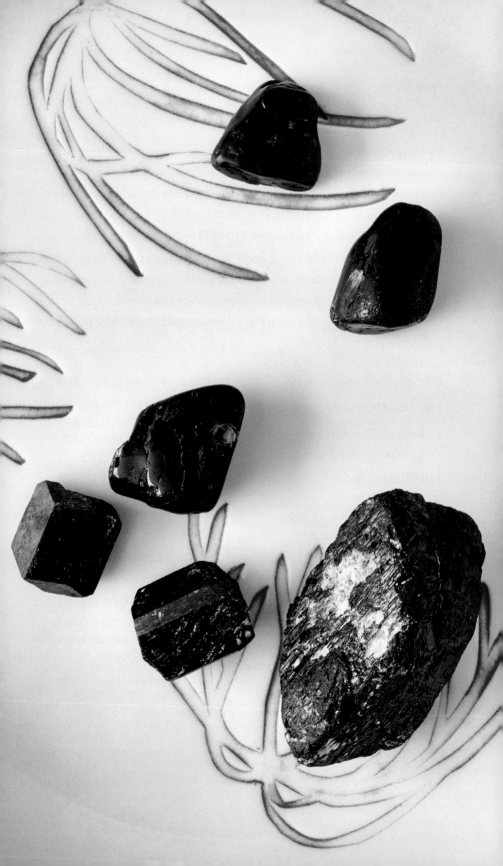

TURQUESA

La turquesa tiene un profundo simbolismo para muchos pueblos y tribus aborígenes. Históricamente ha sido la piedra de los chamanes y los guerreros. Su utilización como piedra sagrada es antigua y se da por todo el mundo. Una creencia tradicional es que la turquesa protege de caídas a los jinetes. Otros la aprecian por su habilidad para estimular la visión clara, la espiritualidad y el poder personal y espiritual. Como nota de aviso: asegúrate de que compras turquesa auténtica. Muchos vendedores ofrecen howlita teñida, que tiene un veteado parecido a la turquesa y puede pasar fácilmente por ella.

ORIGEN: de todo el mundo.

ENTRAMADO: triclínico.

FORMAS: natural, puntas, pulida/pulimentada, tallada.

ENERGÍA: absorbe.

COLORES: de azul claro a turquesa oscuro.

CHAKRA: garganta.

COLOCACIÓN: en joyería, sobre todo como collar; sobre el chakra de la garganta durante la meditación; en un bolsillo, sobre todo en el bolsillo de la pechera.

AYUDA A: el poder personal, la suerte y la prosperidad, los viajes seguros, expresar la verdad personal, dar voz a ideas creativas, proteger contra el robo, estimular la ambición y el fortalecimiento, mantener la calma, absorber la energía excesiva, armonizar.

FUNCIONA CON: cuarzo transparente, ónice.

CONSEJOS DE USO: si tu relación está en dificultades, coloca turquesa en el dormitorio para fomentar la armonía.

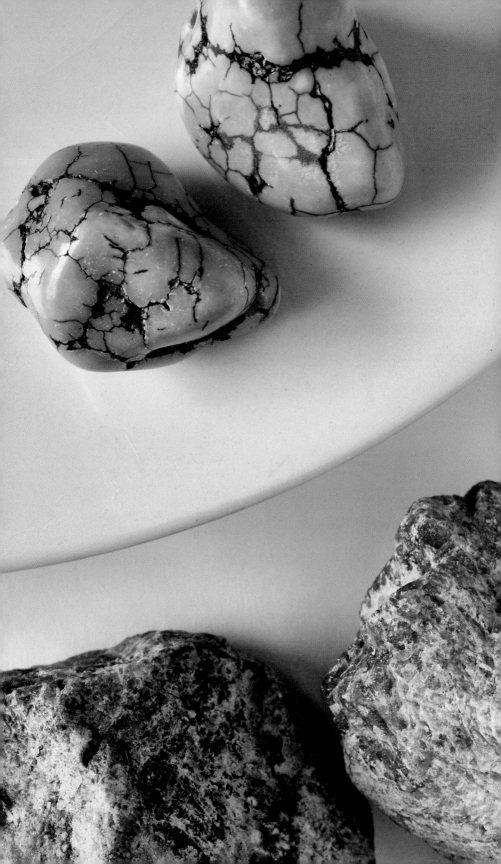

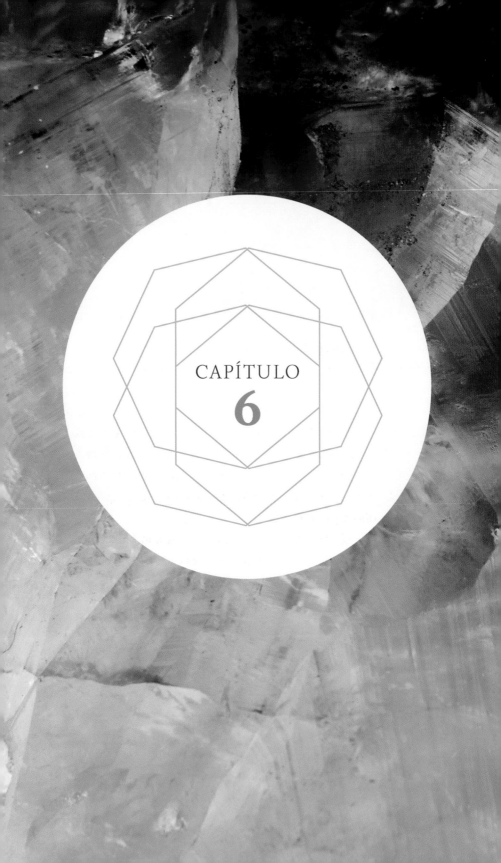

CAPÍTULO
6

CUARENTA CRISTALES *que debes* CONOCER

Si entras en una tienda especializada, descubrirás un impactante despliegue de cristales que puede parecer abrumador. Aunque recomiendo siempre comprar aquellos por los que uno se siente atraído, un poco de conocimiento previo te ayudará a navegar con más facilidad por las aguas de una tienda de cristales. En este capítulo encontrarás cuarenta cristales habitualmente disponibles, que son asequibles, versátiles y fáciles de encontrar en este tipo de tiendas. Estos cristales son estupendos para empezar lo que se adapte a tus propósitos de ahora y del futuro.

Según transcurra el tiempo, puede que necesites cambiarlos. Aunque este capítulo contiene algunas sugerencias, según cambien tus necesidades puede que te sientas atraído por cristales diferentes. Si los cristales que no están en este capítulo te atraen, no temas decidirte por aquellos que te elijan a ti, independientemente de lo que yo recomiende. Permanece abierto a la experiencia de encontrar el cristal idóneo confiando en tu guía interior.

ÁGATA

Las ágatas se presentan en una variedad de colores, todos los del arcoíris. Por lo tanto, piedras distintas tendrán propiedades ligeramente diferentes dependiendo de su color. Sin embargo, puesto que las ágatas se componen de cristales de cuarzo (generalmente calcedonia), tienen una estructura hexagonal, lo que significa que, en general, las ágatas te ayudarán a conseguir tus deseos.

ORIGEN: de todo el mundo.

ENTRAMADO: hexagonal.

FORMAS: natural, pulida/pulimentada, en láminas.

ENERGÍA: amplifica.

COLORES: negro, azul, marrón, gris, verde, multicolor, naranja, morado, rojo, blanco, amarillo.

CHAKRAS: todos, dependiendo del color.

COLOCACIÓN: sobre cualquier chakra, en un bolsillo, como cualquier tipo de joya.

AYUDA A: el equilibrio emocional, la calma, el enfoque y la concentración; la azul, para la comunicación y la sinceridad; la verde musgo, para el amor incondicional y la prosperidad; la marrón-naranja, para el autocontrol; la rosa, para la compasión; los otros colores, para problemas asociados con los chakras del mismo color.

FUNCIONA CON: otras ágatas, cuarzo transparente.

CONSEJOS DE USO: de niña pasé mucho tiempo en playas pedregosas buscando ágatas. Para encontrarlas, escudriña entre los guijarros y sostén las piedras a contraluz para ver si el sol brilla a través de ellas. Si lo hace, es un ágata.

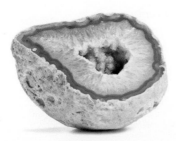
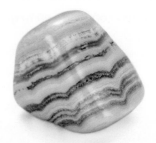

AGUAMARINA

La aguamarina es una piedra de manifestación. Su precioso color verdeazulado es calmante y relajante, de manera que es una piedra particularmente útil para gente que padece de ansiedad o fobias; es también una piedra de protección en los viajes.

ORIGEN: Brasil, México, Rusia, Estados Unidos.

ENTRAMADO: hexagonal.

FORMAS: natural, puntas, pulida/pulimentada, tallada.

ENERGÍA: amplifica.

COLORES: azul, verdeazulado.

CHAKRAS: corazón, garganta, tercer ojo.

COLOCACIÓN: sobre el chakra de la garganta para equilibrar la energía que fluye desde el chakra del corazón al del tercer ojo, como collar, como cualquier tipo de joya con aguamarinas (sobre todo pendientes) para ayudar con la ansiedad y las fobias, en la mano que recibe (la no dominante) mientras se medita y se pronuncian afirmaciones.

AYUDA A: calmar, aliviar la ansiedad, atenuar fobias, estimular la manifestación, alinear y equilibrar los chakras, el fomento del valor, de la protección, de la autoexpresión y del descubrimiento de la verdad espiritual.

FUNCIONA CON: amatista, cuarzo transparente, turquesa.

CONSEJOS DE USO: cuando pronuncies tus afirmaciones, ten aguamarina en la mano que recibe (la no dominante) para ayudar a la manifestación.

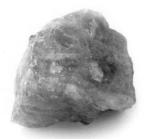
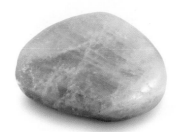

AMAZONITA

La amazonita, una variedad del feldespato, se conoce como «la piedra de la verdad» y «la piedra del valor». Su color verdeazulado se alinea con los chakras del corazón y de la garganta. Con sus matices que recuerdan al océano, estimula la paz y la tranquilidad. Es también una piedra de equilibrio.

ORIGEN: Australia, Brasil, Canadá, Estados Unidos.

ENTRAMADO: monoclínico.

FORMAS: natural, pulida/pulimentada.

ENERGÍA: absorbe.

COLORES: aguamarina, verdeazul, verde.

CHAKRAS: corazón, garganta.

COLOCACIÓN: sobre el chakra del corazón o sobre el de la garganta, o entre los dos; como collar o pendientes.

AYUDA A: decir la verdad, el equilibrio entre los chakras de la garganta y del corazón, amar incondicionalmente, la paz y el entendimiento, la integridad, el perdón, la prosperidad, proteger contra emociones negativas.

FUNCIONA CON: cuarzo rosa.

CONSEJOS DE USO: cuando tengas por delante un día de mucho estrés, lleva puesta amazonita como collar o brazalete; te ayudará a mantener la calma.

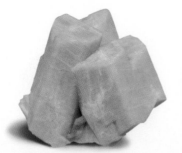
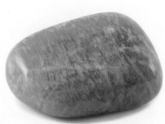

ÁMBAR

Hablando técnicamente, el ámbar no es un cristal, sino savia de árbol petrificada. No obstante, mucha gente lo utiliza como cristal porque tiene propiedades curativas. En las terapias alternativas es apreciado porque ayuda en el alivio de la inflamación, por eso se usa en collares para la primera dentición (los bebés lo llevan bajo supervisión y realmente no lo muerden).

ORIGEN: Países bálticos, Alemania, Rumanía, Rusia.

ENTRAMADO: amorfo.

FORMAS: natural, tallada.

ENERGÍA: absorbe y amplifica.

COLORES: marrón, dorado, marrón-dorado, miel, naranja.

CHAKRA: plexo solar.

COLOCACIÓN: sobre el chakra del plexo solar, cerca de cualquier zona de dolor o inflamación, como joya, en un bolsillo.

AYUDA A: el dolor y la inflamación generando energía positiva, la autoestima, la limpieza, el alivio del estrés, el aumento de la fuerza vital, el alivio de la ansiedad, mantener a raya la energía de los demás (es excelente protección para los hiperempáticos).

FUNCIONA CON: ya por sí mismo es bastante poderoso, pero funciona bien en conjunción con el cuarzo transparente.

CONSEJOS DE USO: para el dolor de manos relacionado con la artritis, prueba a llevar un brazalete de ámbar.

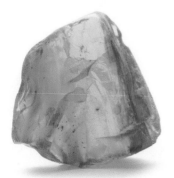
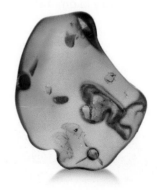

AMETRINO

En el ametrino (o bolivianita) el citrino y la amatista forman de manera natural un solo cristal. Es excepcionalmente hermoso, con sus toques de morado y amarillo, y combina e intensifica las propiedades de cada cristal que funcionan como un todo. Desde el punto de vista de la pura belleza, el ametrino es una de mis piedras preferidas.

ORIGEN: Canadá, México, Sri Lanka, Estados Unidos.

ENTRAMADO: hexagonal.

FORMAS: natural, puntas, grupos, pulida/pulimentada, tallada.

ENERGÍA: amplifica.

COLORES: amarillo y morado.

CHAKRAS: plexo solar, tercer ojo, corona.

COLOCACIÓN: sobre el chakra del plexo solar o el del tercer ojo, cerca de la coronilla, cerca del cabecero de la cama.

YUDA A: intensificar las propiedades del citrino y la amatista, la prosperidad y la abundancia, la comunicación psíquica, la limpieza del aura, transmutar negatividad, facilitar el flujo de la energía positiva, equilibrar lo divino con la voluntad personal, elevar el pensamiento basado en el ego a un nivel superior, fomentar la ensoñación espiritual.

FUNCIONA CON: amatista, citrino, cuarzo transparente.

CONSEJOS DE USO: llevar un collar de ametrino ayuda a facilitar el flujo de energía desde el chakra del plexo solar hacia el chakra corona.

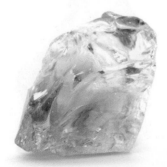
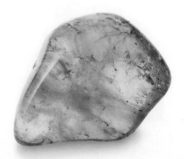

APATITA

La apatita tiene un precioso color verdeazulado, sin embargo, es una piedra más bien blanda y quebradiza. No almacenes apatita con otros cristales; en lugar de eso, guárdala envuelta cuidadosamente para protegerla de daños. Esta piedra está profundamente asociada con la sabiduría y la verdad espiritual.

ORIGEN: México, Noruega, Rusia, Estados Unidos.

ENTRAMADO: hexagonal.

FORMAS: natural, puntas, pulida/pulimentada, tallada.

ENERGÍA: amplifica.

COLORES: aguamarina, azul, violeta, amarillo.

CHAKRAS: rosa - corazón o raíz; amarillo - plexo solar; aguamarina - corazón; azul o aguamarina - garganta; violeta - tercer ojo; transparente - corona.

COLOCACIÓN: sobre el chakra que corresponda con su color, en un bolsillo (envuelta con cuidado) cuando sientas ansiedad social, en la mano que recibe (no dominante) mientras meditas.

AYUDA A: concentrarse en los objetivos, conectar con lo divino, eliminar negatividad, elevar la vibración energética, mejorar la intuición, facilitar la verdad, la motivación, disminuir la ansiedad social y la inhibición.

FUNCIONA CON: amatista, cuarzo transparente, cuarzo rosa.

CONSEJOS DE USO: ten cuidado al almacenar la apatita, ya que se raya, se agrieta y se desportilla con facilidad.

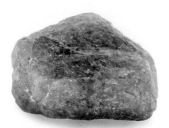
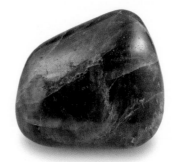

AVENTURINA

Se forma del cuarzo con incrustaciones de otros minerales (lo que da lugar a sus diferentes colores). La aventurina puede ser azul, verde, roja, naranja, amarilla o blanca, aunque el verde es el color más común. Con el cuarzo como su componente principal, la aventurina es un amplificador de energía que puede aumentar las energías de los chakras asociados con el color de la piedra.

ORIGEN: Brasil, China, Rusia, Tíbet.

ENTRAMADO: hexagonal.

FORMAS: natural, puntas, pulida/pulimentada/tallada.

ENERGÍA: amplifica.

COLORES: azul, verdeazulado, verde (el más común), rojo, naranja, amarillo, blanco.

CHAKRA: rojo - raíz; naranja - sacro; verde - corazón; amarillo - plexo solar; azul - tercer ojo y garganta; blanco - corona.

COLOCACIÓN: sobre el chakra correspondiente, como joya, en la cartera o la hucha para la prosperidad.

AYUDA A: azul - aumentar la comunicación, auxiliar en la manifestación, mejorar la autodisciplina; verde - mejorar las habilidades de liderazgo, estimular la prosperidad y el amor incondicional, liberar la ansiedad; rojo o naranja - estimular una sensación de seguridad y de confianza; blanco - mejorar la comunicación con el yo superior, equilibrar los chakras; amarillo - estimular la autoestima.

FUNCIONA CON: turmalina, turquesa.

CONSEJOS DE USO: si tienes una reunión importante de trabajo, llévala en el bolsillo para estimular el liderazgo.

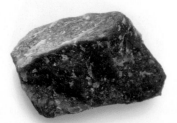
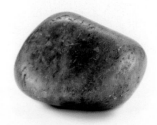

CALAMITA

La calamita, también llamada magnetita, es una piedra magnética negra compuesta de óxido de hierro. A menudo la encontrarás con pequeños fragmentos de hierro adheridos a ella por el magnetismo. Si la encuentras de esta manera, almacénala cuidadosamente apartada de los demás cristales de manera que siga manteniendo los pequeños fragmentos de hierro.

ORIGEN: Austria, Canadá, México, Estados Unidos.

ENTRAMADO: monoclínico.

FORMAS: natural, natural con hierro adherido, pulida/pulimentada (sin hierro).

ENERGÍA: amplifica.

COLOR: negro.

CHAKRA: raíz.

COLOCACIÓN: cerca del chakra raíz, en un brazalete.

AYUDA A: el afianzamiento, la protección, la manifestación.

FUNCIONA CON: ya de por sí es bastante poderosa.

CONSEJOS DE USO: recomiendo que siempre se mantenga la calamita en un envase protector, incluso cuando se la esté utilizando.

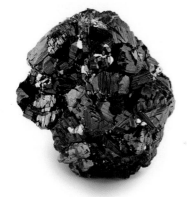
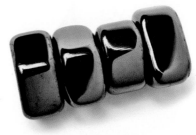

CALCEDONIA

La calcedonia es una variedad del cuarzo. Su color se debe a las incrustaciones de diversos minerales. Las ágatas son una variedad de la calcedonia (como lo es la cornalina); sin embargo, cuando se habla de cristales sanadores, en lo que se refiere a la calcedonia nos referimos por lo general a la variedad azul-crema. Es conocida como «la piedra de los oradores» y ayuda a decir la verdad con tacto.

ORIGEN: Austria, Brasil, Rusia, Estados Unidos.

ENTRAMADO: hexagonal/monoclínico.

FORMAS: natural, geoda, pulida/pulimentada, tallada.

ENERGÍA: amplifica.

COLOR: azul.

CHAKRA: garganta.

COLOCACIÓN: en collares y pendientes (funciona especialmente bien), directamente sobre el chakra de la garganta, en un bolsillo de la chaqueta.

AYUDA A: la manifestación, la protección, expresar la verdad y las ideas creativas, estimular la paz, reducir la baja autoestima, equilibrar las emociones.

FUNCIONA CON: cuarzo transparente, sodalita, lapislázuli.

CONSEJOS DE USO: toca calcedonia con la punta de la lengua o con los labios antes de hablar en público.

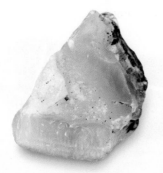
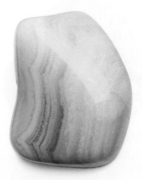

CALCITA

La calcita se presenta en un arcoíris de colores, cada uno de ellos con propiedades específicas asociadas con los chakras con los que se alinean. Su estructura hexagonal significa que la calcita es una piedra de ayuda para conseguir los deseos, de manera que es excelente para el trabajo de manifestación.

ORIGEN: Brasil, Islandia, Rusia, Estados Unidos.

ENTRAMADO: hexagonal.

FORMAS: natural, pulida/pulimentada, tallada.

ENERGÍA: amplifica.

COLORES: negro, azul, gris, verde, miel, naranja-melocotón, rosa, rojo, violeta, blanco.

CHAKRAS: rojosme, negro o gris - raíz; naranja-melocotón - sacro; miel-amarillo - plexo solar; verde o rosa - corazón; azul - garganta; violeta - tercer ojo; blanco - corona.

COLOCACIÓN: sobre el chakra correspondiente, en un bolsillo, en la mano que recibe (la no dominante) mientras se medita.

AYUDA A: la manifestación, la amplificación de la energía, la limpieza, afianzarse, la paz interior. Azul - reconocer y manifestar tu verdad, la integridad; verde - la abundancia; verde-rosa - amor incondicional; miel-amarillo - la autoestima; violeta - la intuición; naranja - la voluntad personal; blanco - la comunicación con un poder superior, el crecimiento espiritual.

FUNCIONA CON: otras calcitas de colores diferentes.

CONSEJOS DE USO: crea un entorno pacífico y relajante en un dormitorio o un cuarto de baño repartiendo por la estancia varias piedras de calcita de diferentes colores.

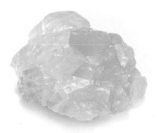
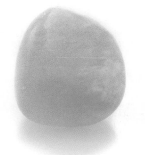

CIANITA

Aunque el azul es el color más común de la cianita, esta se presenta también en amarillo, verde, negro y naranja. Es una piedra quebradiza, frecuentemente estriada y filosa. Es una de las llamadas «piedras de preocupación»; acariciarla con el pulgar te ayudará a disipar la inquietud. La cianita no necesita limpiarse nunca porque no retiene energías, tan solo facilita su movimiento. Asimismo, por esta razón no está indicada ni para la absorción ni para la amplificación.

ORIGEN: Brasil.

ENTRAMADO: triclínico.

FORMAS: natural, hojas, pulida/pulimentada, labrada, tallada.

COLORES: negro, azul (el color más común), gris, verde, naranja, amarillo, blanco.

CHAKRAS: negro o gris - raíz; naranja - sacro; amarillo - plexo solar; verde - corazón; azul - garganta o tercer ojo; blanco - chakra corona.

COLOCACIÓN: sobre cualquiera de los chakras correspondientes, en la mano como piedra de relajación.

AYUDA A: crear senderos de una cosa a otra, despejar bloqueos, sacar de la rutina, facilitar la comunicación (en especial la azul), la lealtad y la ecuanimidad, traer a la memoria los recuerdos, el afianzamiento (negra).

FUNCIONA CON: cianitas de todos los colores, entre dos cristales cualesquiera para ayudar a facilitar el movimiento de una energía a la otra.

CONSEJOS DE USO: utiliza cianita entre otros cristales en una red para facilitar el flujo de energía de unos cristales a otros.

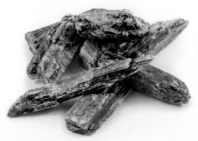
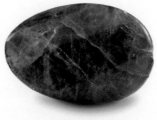

CIRCONIA

Cuando de niña descubrí que mi piedra natal era la circonia azul, me sentí totalmente estafada, porque creí que era lo mismo que la circonia cúbica (circonita), que es artificial. De hecho, no tienen nada que ver. El circonio es un mineral natural que protege y atrae.

ORIGEN: Australia, Canadá, Pakistán, Sri Lanka.

ENTRAMADO: tetragonal.

FORMAS: natural, pulida/pulimentada, labrada, tallada.

ENERGÍA: amplifica.

COLORES: azul, amarillo.

CHAKRAS: amarillo - plexo solar; azul - garganta o tercer ojo.

COLOCACIÓN: sobre el chakra apropiado o cerca de él; como cualquier tipo de joya, especialmente un collar o un brazalete; en tu mesa de trabajo para cuando tienes tareas poco atractivas.

AYUDA A: el amor hacia uno mismo, el crecimiento espiritual, la conexión con lo divino, la intuición, generar alegría, aumentar el entusiasmo por aquellas cosas que quizás no te resulten estimulantes.

FUNCIONA CON: cuarzo transparente, aguamarina.

CONSEJOS DE USO: la circonia natural es de color azul o amarillo, pero puede darse en otros colores. Si es así, lo más probable es que haya sido tratada al calor.

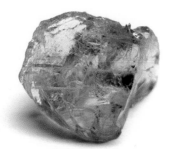
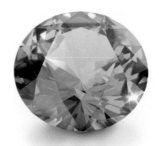

DANBURITA

La danburita se presenta en múltiples colores que afectan a los diferentes chakras. Tenga el color que tenga, es una piedra de alta vibración, asociada con la iluminación espiritual y la conexión con un poder superior. También es una piedra de limpieza y definición que ayuda a sanar las heridas emocionales más profundas.

ORIGEN: Japón, México, Rusia, Estados Unidos.

ENTRAMADO: ortorrómbico.

FORMAS: natural, pulida/pulimentada.

ENERGÍA: amplifica.

COLORES: transparente, gris, verde.

CHAKRAS: verde - corazón; transparente y gris - corona.

COLOCACIÓN: sobre el chakra del corazón o el chakra corona, en un bolsillo en momentos de estrés, alrededor del hogar para expandir la energía curativa por toda la casa.

AYUDA A: la intuición, la sanación emocional profunda, la compasión y el amor incondicional, conectar con los chakras superiores (del chakra corazón al chakra corona), aliviar en las transiciones, calmar y destensar, purificar el aura, limpiar.

FUNCIONA CON: todos los cristales, especialmente con las piedras de alta vibración sinérgica como la fenaquita, la tectita y la moldavita.

CONSEJOS DE USO: la danburita es una excelente piedra de meditación cuando deseas conectar con tu poder superior. Tenla en cualquiera de las manos mientras meditas.

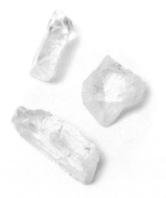

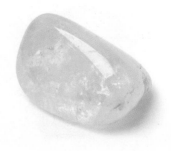

EPIDOTA

Como piedra monoclínica que es, la epidota es protectora, fundamentalmente asociada con el amor y el chakra del corazón. Ayuda a mejorar las relaciones interpersonales, crea equilibrio entre los compañeros y mejora el amor y el crecimiento personal. Y también intensifica la energía de otras piedras.

ORIGEN: Canadá, Francia, Noruega, Rusia, Estados Unidos.

ENTRAMADO: monoclínico.

FORMAS: natural, pulida/pulimentada.

ENERGÍA: amplifica.

COLOR: verde.

CHAKRA: corazón.

COLOCACIÓN: sobre el chakra del corazón, en la mano después de la meditación para un efecto de afianzamiento, cerca de cualquier piedra cuyo poder desees potenciar.

AYUDA A: la prosperidad, el amor, la conexión con la naturaleza, el optimismo, afianzarse, limpiar bloqueos energéticos, despejar las rutinas, fortificarse, estimular la sanación.

FUNCIONA CON: cualquier piedra cuyo efecto se necesite potenciar.

CONSEJOS DE USO: si vives en una ciudad y no puedes escaparte de vez en cuando, medita con epidota para que te ayude a conectar con el mundo natural.

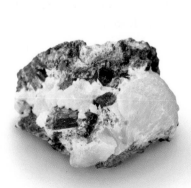
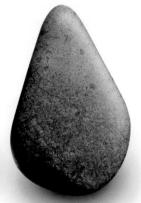

ESMERALDA

La esmeralda, que frecuentemente se talla y pule como joya, es una variedad del mineral llamado berilo. Otros berilos son la aguamarina y la morganita. Con su característico color verde, la esmeralda es una piedra típica del chakra del corazón que estimula el amor y la compasión.

ORIGEN: Austria, Brasil, Tanzania, Zimbabue.

ENTRAMADO: hexagonal.

FORMAS: natural, pulida/pulimentada, tallada.

ENERGÍA: amplifica.

COLOR: verde.

CHAKRA: corazón.

COLOCACIÓN: sobre el chakra del corazón, como joya, como anillo en el dedo del compromiso (anular).

AYUDA A: la prosperidad, el amor incondicional, la compasión, el idilio, la amabilidad, el perdón, la manifestación, incrementar la consciencia espiritual, la serenidad, experimentar el amor divino, la protección, sanar traumas.

FUNCIONA CON: otros berilos (como la aguamarina o la morganita), cuarzo transparente, otras piedras de color verde o rosa.

CONSEJOS DE USO: como piedra del amor incondicional y del romántico, la esmeralda es excepcionalmente propicia para dársela a otra persona en señal de promesa, compromiso o como anillo de matrimonio. Aunque es una piedra dura se rompe fácilmente debido a sus muchas incrustaciones, lo que significa que tienes que ser especialmente cuidadoso con ella.

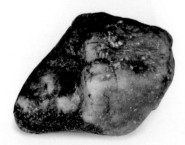
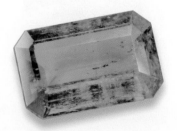

FUCSITA

La fucsita es un brillante mineral verde compuesto de silicatos con incrustaciones de mica. Es una piedra protectora. Con frecuencia también presenta incrustaciones de rubí. La fucsita (con o sin rubíes) es una de las piedras típicas del sanador que ayuda a la sanación física, energética y emocional.

ORIGEN: Brasil, India, Rusia.

ENTRAMADO: monoclínico.

FORMAS: natural, pulida/pulimentada.

ENERGÍA: absorbe.

COLOR: verde.

CHAKRA: corazón.

COLOCACIÓN: sobre el chakra del corazón; si tiene incrustaciones de rubí, sobre el chakra raíz o el del corazón; como collar o brazalete.

AYUDA A: la curación emocional, física y espiritual, la renovación, el rejuvenecimiento, el equilibrio, la prosperidad, el amor, intensificar la energía de otros cristales.

FUNCIONA CON: rubí.

CONSEJOS DE USO: la fucsita es un mineral que se marca fácilmente, de manera que almacénala lejos de los demás cristales.

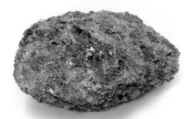
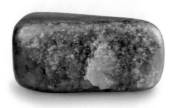

GRANATE

Cuando la gente piensa en granates, lo más común es que piense en granates rojos, conocidos como granates piropos. Sin embargo, estas piedras están disponibles en otros colores también. Por ejemplo, la gama de granates espesartina va del amarillo al naranja y los granates tsavorita son verdes.

ORIGEN: de todo el mundo.

ENTRAMADO: isométrico.

FORMAS: natural, puntas, grupos, pulida/pulimentada, tallada.

ENERGÍA: amplifica.

COLORES: marrón, verde, naranja rojizo, rojo, amarillo.

CHAKRAS: rojo - raíz; naranja rojizo o marrón - sacro; verde - corazón.

COLOCACIÓN: rojo, cerca del chakra raíz; naranja rojizo o marrón, sobre el chakra sacro; verde, sobre el chakra del corazón; en joyería, especialmente anillos o brazaletes.

AYUDA A: la amplificación de las energías, la protección, la manifestación, las transiciones, vigorizar y revitalizar, estimular la energía, superar los traumas, liberarse de ideas y creencias limitadoras; verde (tsavorita) - la abundancia; rojo - el afianzamiento, la protección; de amarillo a naranja (espesartina) - el éxito profesional.

FUNCIONA CON: granates de otros colores, cuarzo ahumado, cuarzo transparente.

CONSEJOS DE USO: llévala en el bolsillo o como joya si estás atravesando un periodo de transición. Hará que el proceso sea más fácil.

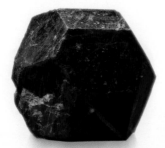
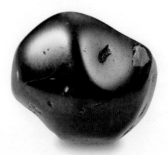

HOWLITA

Como tiene vetas parecidas a la turquesa, con frecuencia la tiñen de azul y la venden como tal. Al ser blanca, gris o incolora, se tiñe con facilidad. Es una piedra utilizada para conectarnos con lo divino.

ORIGEN: Estados Unidos.

ENTRAMADO: monoclínico.

FORMAS: natural, pulida/pulimentada, labrada, tallada.

ENERGÍA: absorbe.

COLORES: blanco, gris, incoloro.

CHAKRA: corona.

COLOCACIÓN: cerca del chakra corona, como pendientes o collares.

AYUDA A: entrar en sintonía con lo divino, conectar con la verdad superior, calmar la ansiedad, reducir el estrés, disminuir las emociones negativas extremas como la ira.

FUNCIONA CON: turquesa, amatista, sodalita.

CONSEJOS DE USO: en momentos de gran tensión o estrés, llevar una joya de howlita te ayudará a mantener la calma.

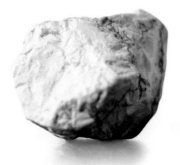
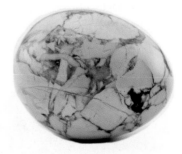

JADE

El jade se ha venido utilizando desde la Antigüedad, frecuentemente labrado como joya, o como material para fabricar todo tipo de utensilios. La mayor parte de la gente reconoce el jade verde, pero puede ser también blanco o naranja. Como ha sido muy popular durante tantos siglos y tiene valor en muchas culturas, existen muchísimos objetos de jade manufacturado o teñido. Comprueba las irregularidades en el color, si es posible con una lupa, para establecer su autenticidad. Si hay irregularidades, probablemente sea jade auténtico.

ORIGEN: China, Oriente Medio, Rusia, Estados Unidos.

ENTRAMADO: monoclínico.

FORMAS: natural, pulida/pulimentada, labrada.

ENERGIA: absorbe.

COLORES: negro, azul, verde (el más común), naranja, morado, rojo, blanco, amarilllo.

CHAKRAS: rojo, negro o gris - raíz; naranja - sacro; amarillo - plexo solar; azul - garganta; verde - corazón; morado - tercer ojo; blanco - corona.

COLOCACIÓN: sobre cualquiera de los chakras correspondientes, como joya, en un bolsillo.

AYUDA A: la protección, los viajes seguros, reducir la culpa, interrumpir los patrones negativos del pensamiento, disminuir la sed excesiva de poder, fortalecer las energías de la fuerza vital, aumentar la confianza, estimular el amor de todo tipo.

FUNCIONA CON: jade de todos los colores, cuarzo transparente, malaquita.

CONSEJOS DE USO: el jade puede contener amianto, así que es mejor que te laves las manos después de manejarlo.

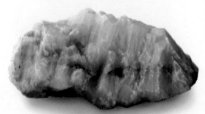
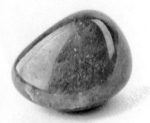

JASPE

Existen múltiples colores (todos opacos) y variedades de jaspe, que es una mezcla de cuarzo o calcedonia y otros minerales. Las diferentes variedades tienen propiedades distintas. Sin embargo, por lo general el jaspe es una piedra de manifestación que absorbe el exceso de energías para ayudar al equilibrio energético.

ORIGEN: de todo el mundo.

ENTRAMADO: hexagonal.

FORMAS: natural, pulida/pulimentada, labrada, tallada.

ENERGÍA: absorbe.

COLORES: negro, azul, marrón, verde, naranja, rojo, amarillo.

CHAKRAS: rojo o negro - raíz; naranja - sacro; amarillo o marrón - plexo solar; verde - corazón; azul - garganta o tercer ojo.

COLOCACIÓN: sobre cualquiera de los chakras correspondientes, como joya, en un bolsillo.

AYUDA A: la manifestación, equilibrar las energías del exceso (por ejemplo, las adicciones, las conductas obsesivo-compulsivas), el afianzamiento, la estabilidad.

FUNCIONA CON: todos los demás jaspes, turmalina negra.

CONSEJOS DE USO: tómalo en tu mano después de la meditación y visualiza raíces que crecen desde tus pies hacia la Tierra para ayudar a afianzarte.

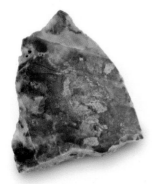
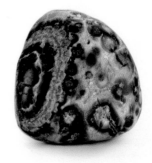

LABRADORITA

Cuando la labradorita no está tallada ni pulida, parece una piedra como cualquier otra; sin embargo, una vez trabajada tiene una cualidad llamada labradorescencia, un lustre opalescente de múltiples colores semejantes a los del ópalo o la piedra lunar. El pueblo aborigen de los inuit cree que la labradorita es una conexión entre el plano terrenal y los reinos invisibles.

ORIGEN: Canadá, Italia, Escandinavia.

ENTRAMADO: triclínico.

FORMAS: natural, pulida/pulimentada, labrada, tallada.

ENERGÍA: amplifica.

COLORES: azul o gris con múltiples destellos de color.

CHAKRAS: garganta, tercer ojo.

COLOCACIÓN: sobre el chakra de la garganta, como collar, cerca de donde se medite.

AYUDA A: sacar a relucir cualidades mágicas, reducir la negatividad, atemperar los aspectos negativos de la personalidad, desintoxicarse de sustancias adictivas, atemperar la impulsividad y la irreflexión, la conexión con reinos superiores, apoyar la intuición, disipar los espejismos.

FUNCIONA CON: cuarzo transparente, sodalita, amatista.

CONSEJOS DE USO: utiliza labradorita (tómala en tu mano o tenla a tu lado) durante la meditación. Te ayudará a conectar con los reinos superiores.

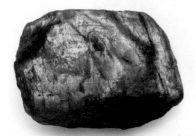
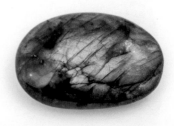

LÁGRIMAS APACHES

Las lágrimas apaches son piedras de obsidiana en forma oval o redondeada. Técnicamente no son cristales, sino más bien una forma de cristal volcánico. Sin embargo, tienen propiedades curativas, especialmente para quien está atravesando algún tipo de duelo.

ORIGEN: de todo el mundo.

ENTRAMADO: amorfo.

FORMAS: natural (oval o redondeada).

ENERGÍA: absorbe.

COLORES: de gris oscuro a negro.

CHAKRA: raíz.

COLOCACIÓN: en el bolsillo cuando trates con emociones negativas, como piedra de relajación en la mano que da (dominante).

AYUDA A: el duelo, la sanación emocional, recobrarse de emociones oscuras o tristes.

FUNCIONA CON: cuarzo rosa.

CONSEJOS DE USO: cuando se trate de la muerte de un ser querido, lleva lágrimas apaches contigo y utilízalas como piedra de relajación si la pena y el duelo amenazan con abrumarte.

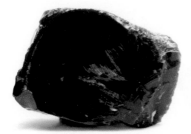
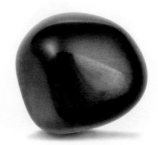

LAPISLÁZULI

Técnicamente hablando, el lapislázuli no es propiamente un cristal porque no posee una estructura cristalina; más bien es una roca metamórfica. Sin embargo, ha sido apreciado durante siglos como una piedra semipreciosa que tiene poderes mágicos. Adorna muchos objetos emblemáticos del mundo antiguo, como el sarcófago del rey Tutankamón.

ORIGEN: Chile, Egipto, Oriente Medio, Estados Unidos.

ENTRAMADO: ninguno.

FORMAS: natural, pulida/pulimentada, labrada.

ENERGÍA: absorbe.

COLORES: azul con vetas blancas o doradas.

CHAKRA: garganta.

COLOCACIÓN: sobre el chakra de la garganta, como collar o pendientes.

AYUDA A: la comunicación de todo tipo (en especial la comunicación escrita), aprender, incentivar la sinceridad y la manifestación de la propia verdad, aportar armonía, mejorar las actuaciones en público.

FUNCIONA CON: cuarzo transparente.

CONSEJOS DE USO: el lapislázuli es la piedra de los actores y los oradores. Llévala en las pruebas y *castings* o cuando tengas que hablar en público.

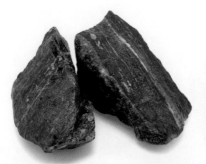
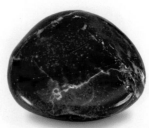

LARIMAR

El larimar es la variante azul de la piedra pectolita. Se encuentra solamente en la República Dominicana. Es una piedra relajante y calmante que se forma en la lava. Se la conoce también como «piedra del delfín» y «piedra de la Atlántida».

ORIGEN: República Dominicana.

ENTRAMADO: triclínico.

FORMAS: natural, hojas, pulida/pulimentada, labrada.

ENERGÍA: absorbe.

COLOR: azul.

CHAKRAS: garganta, tercer ojo.

COLOCACIÓN: sobre el chakra de la garganta, cerca de la cama o pegado con cinta bajo el cabecero.

AYUDA A: la relajación, la calma y la tranquilidad, estimular la paz y la serenidad, dar voz a la sabiduría, asistir en la resolución de traumas, esclarecer el significado de los sueños.

FUNCIONA CON: cuarzo transparente, selenita.

CONSEJOS DE USO: lleva larimar como collar para las conversaciones en que sea importante que manifiestes tu verdad de manera calmada y prudente.

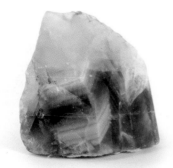
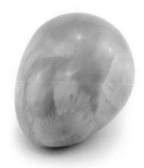

MALAQUITA

La malaquita fue el primer cristal que descubrí hace muchos años, cuando era una niña. Tiene un precioso color verde oscuro con franjas de verde más claro y más oscuro en toda ella. Es una piedra del corazón, de la naturaleza, de la prosperidad y de la sanación.

ORIGEN: Congo, Oriente Medio, Rusia, Zambia.

ENTRAMADO: monoclínico.

FORMAS: natural, pulida/pulimentada, labrada, tallada.

ENERGÍA: absorbe.

COLOR: verde.

CHAKRA: corazón.

COLOCACIÓN: sobre el chakra del corazón o cerca de él, como collar o brazalete, en una maleta o equipaje de mano durante los viajes.

AYUDA A: absorber energía negativa, proteger contra la contaminación (física y energética), proteger contra accidentes, aliviar los miedos asociados con viajar.

FUNCIONA CON: lapislázuli.

CONSEJOS DE USO: se cree que la malaquita ofrece protección en los viajes aéreos. Lleva una pieza pequeña en el equipaje de mano, el bolso o incluso el bolsillo cuando vueles.

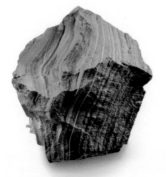
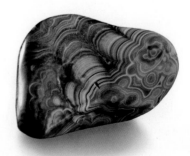

MOLDAVITA

La moldavita es una variedad de la tectita (un tipo de piedras que se forman por el impacto de un meteorito), lo que la convierte en una «piedra del espacio». Tiene una alta vibración y se la considera una piedra de sinergia que funciona con otras piedras parecidas de alta vibración (ver más abajo los detalles).

ORIGEN: República Checa, Alemania, Moldavia.

ENTRAMADO: amorfo.

FORMAS: natural, escamas.

ENERGÍA: amplifica.

COLOR: verde.

CHAKRAS: corazón o corona.

COLOCACIÓN: sobre el chakra del corazón o el chakra corona o cerca de ellos, como collar.

AYUDA A: conectar con lo divino, calmar la ansiedad y las dudas, elevar la vibración, estimular sueños significativos, el rejuvenecimiento.

FUNCIONA CON: azeztulita, brookita, danburita, herderita, natrolita, petalita, fenaquita, cuarzo satyaloka, escolecita, tanzanita, tectita.

CONSEJOS DE USO: las piezas grandes puede ser costosas, pero se trata de una piedra poderosa, así que incluso una pieza pequeña tiene un profundo efecto.

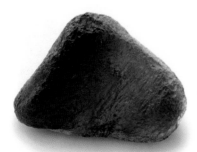
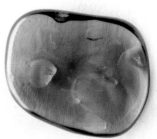

OBSIDIANA

Existen varias variedades de obsidiana, que es cristal volcánico expulsado al enfriarse la lava. Por lo general es de color negro (a veces con manchas, como en el caso de la obsidiana copo de nieve). Es una piedra del chakra raíz que ayuda a proteger y a afianzar.

ORIGEN: De todo el mundo.

ENTRAMADO: amorfo.

FORMAS: natural, pulida/pulimentada, tallada.

ENERGÍA: amplifica.

COLORES: negro, negro con blanco.

CHAKRA: raíz.

COLOCACIÓN: sobre el chakra raíz o cerca de él, en las manos durante la meditación de afianzamiento.

AYUDA A: limpiar el aura, el afianzamiento, liberar la ira y el resentimiento, proteger contra la energía negativa.

FUNCIONA CON: cuarzo transparente, selenita.

CONSEJOS DE USO: si te sientes «congestionado» energéticamente, toma una pieza de obsidiana en la mano que recibe (la no dominante) mientras inspiras y espiras profundamente.

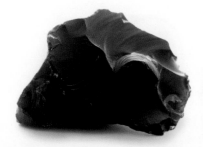
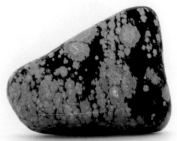

OJO DE TIGRE

Llamada así por la semejanza con su homónimo; su color más común es el amarillo-marrón. No obstante, existen también ejemplares azules y rojos. Es una piedra de manifestación y te ayudará cuando tengas que lidiar con problemas de identidad.

ORIGEN: Brasil, Canadá, India, Sudáfrica.

ENTRAMADO: hexagonal.

FORMAS: natural, pulida/pulimentada, labrada, tallada.

ENERGÍA: absorbe.

COLORES: azul, rojo, amarillo.

CHAKRAS: rojo - raíz; amarillo - plexo solar; azul - garganta.

COLOCACIÓN: sobre el chakra apropiado o cerca de él; como collar o brazalete.

AYUDA A: la autoexpresión, la autoestima, la autodefinición, el amor hacia uno mismo, la autoimagen, la autocrítica y manifestar objetivos.

FUNCIONA CON: citrino.

CONSEJOS DE USO: evita trabajar con ojos de tigre sin pulir, ya que contienen amianto. Los ojos de tigre pulidos eliminan toda amenaza de amianto, pero por seguridad lávate las manos después de manejarlos.

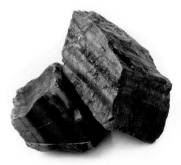
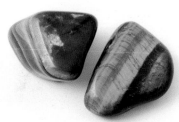

ÓNICE

El ónice es una variedad de la calcedonia que presenta bandas paralelas. Es una piedra protectora y de afianzamiento que ayuda también en la manifestación y contribuye a equilibrar el deseo sexual compulsivo.

ORIGEN: Brasil, Italia, México, Estados Unidos.

ENTRAMADO: hexagonal.

FORMAS: natural, pulida/pulimentada, tallada.

ENERGÍA: absorbe.

COLOR: negro.

CHAKRA: raíz.

COLOCACIÓN: sobre el chakra raíz o cerca de él, en el bolsillo del pantalón.

AYUDA A: afianzar, equilibrar el deseo sexual compulsivo, mejorar la armonía en las relaciones íntimas, mejorar el autocontrol, calmar la preocupación y las tensiones, tranquilizar las pesadillas.

FUNCIONA CON: ágata, cornalina.

CONSEJOS DE USO: tener ónice en tu mesita de noche o pegado con cinta al cabecero ayuda a equilibrar las relaciones íntimas.

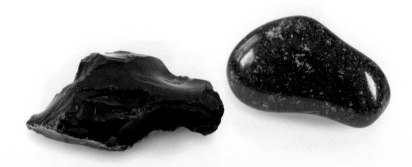

ÓPALO

Los ópalos, valorados por el luminiscente juego de luces que destella en ellos (efecto llamado difracción), se aprecian también mucho como gemas y piedras de sanación. Sin embargo, como carecen de estructura cristalina, técnicamente no son cristales. Los ópalos son blandos y con un alto contenido en agua, lo que los hace especialmente delicados. No limpies nunca un ópalo con agua o con sal.

ORIGEN: Australia, Canadá, Gran Bretaña, México.

ENTRAMADO: amorfo.

FORMAS: natural, pulida/pulimentada, tallada.

ENERGÍA: amplifica.

COLORES: negro, azul, incoloro, verde, naranja, rosa, rojo, violeta, blanco, amarillo.

CHAKRAS: rojo o negro - raíz; naranja - sacro; amarillo - plexo solar; verde o rosa - corazón; azul - garganta; violeta - tercer ojo; incoloro o blanco - corona.

COLOCACIÓN: sobre cualquier chakra o cerca de él, como joya de cualquier tipo, cerca de la cabecera de la cama para soñar.

AYUDA A: la creatividad, la inspiración, la conexión con lo divino y el yo superior, facilitar el fluir de la transformación, superar fácilmente los obstáculos, mejorar la memoria.

FUNCIONA CON: larimar.

CONSEJOS DE USO: almacénalo y utilízalo con cuidado, lejos de otros cristales para evitar daños.

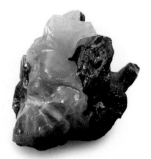
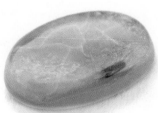

PERIDOTO

Conocido también como olivina o crisolita, el peridoto posee un precioso color verde que se valora como gema. Es una piedra del amor incondicional, del perdón, de la compasión y de las demás emociones y experiencias enfocadas en el corazón. También es una piedra que limpia y despeja.

ORIGEN: Egipto, Irlanda, Rusia, Sri Lanka.

ENTRAMADO: ortorrómbico.

FORMAS: natural, pulida/pulimentada, tallada.

ENERGÍA: amplifica.

COLOR: verde.

CHAKRA: corazón.

COLOCACIÓN: sobre el chakra del corazón o cerca de él, como collar o brazalete, como anillo en el dedo del compromiso (anular).

AYUDA A: fomentar la positividad, todo tipo de amor, el perdón, la compasión, la sanación de traumas emocionales, aplacar el ego, la prosperidad, la suerte, la limpieza del aura, el equilibrio de los chacras.

FUNCIONA CON: cuarzo transparente, cuarzo rosa, cuarzo ahumado.

CONSEJOS DE USO: llévalo contigo, guardado o como joya, cuando sientas que necesitas un poco de suerte extra.

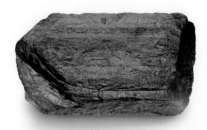
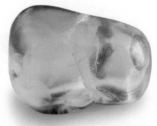

PIEDRA LUNAR

La piedra lunar es una variedad del feldespato que se caracteriza por su color lechoso, con un lustre opalescente llamado adularescencia. Al igual que otras piedras monoclínicas, la piedra lunar es protectora. También conecta con los reinos superiores, la divinidad y la intuición.

ORIGEN: Austria, Brasil, India, Sri Lanka.

ENTRAMADO: monoclínico.

FORMAS: natural, pulida/pulimentada, tallada.

ENERGÍA: amplifica.

COLORES: negro, perla, blanco.

CHAKRAS: tercer ojo o chakra corona.

COLOCACIÓN: sobre el chakra corona o el del tercer ojo o cerca de ellos; como collar o pendientes.

AYUDA A: conectar con lo divino y fortalecer la intuición. La toma de decisiones y el pensamiento racional, estimular la resolución creativa de problemas, facilitar la autoexpresión, proteger durante los viajes por agua y los nocturnos.

FUNCIONA CON: cuarzo rosa, amatista.

CONSEJOS DE USO: cuando pases tiempo sobre el agua o viajando de noche, llévala contigo, guardada o como joya, para protegerte.

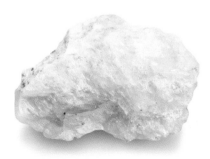
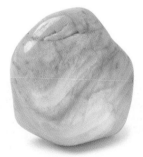

RODOCROSITA

La rodocrosita es una piedra de color rosa brillante con bandas blancas. Cuando es de color rosa claro, algunos la confunden con el cuarzo rosa y de hecho tiene algunas propiedades metafísicas semejantes. Sin embargo, por lo general se puede diferenciar por su intenso color rosa y las bandas blancas que la atraviesan.

ORIGEN: Argentina, Perú, Rusia, Uruguay.

ENTRAMADO: hexagonal.

FORMAS: natural, pulida/pulimentada, tallada.

ENERGÍA: amplifica.

COLORES: rosa y blanco.

CHAKRAS: rosa oscuro - raíz; rosa claro - corazón.

COLOCACIÓN: sobre el chakra raíz o el del corazón o cerca de ellos; como collar o brazalete; como anillo en el dedo del compromiso (anular).

AYUDA A: la compasión, la amabilidad, el amor incondicional, la calma, el afianzamiento, el perdón, la limpieza de aura, la compasión hacia uno mismo.

FUNCIONA CON: cuarzo rosa, cuarzo transparente.

CONSEJOS DE USO: si te resulta difícil quererte y ser compasivo contigo mismo, tómala en tu mano no dominante mientras afirmas: «Me amo a mí mismo sin restricciones».

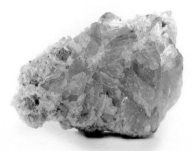
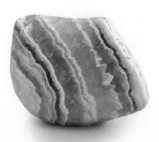

RUBÍ

Valorada como una piedra preciosa, el rubí tiene un color rojo brillante. Tanto los rubíes como los zafiros son variedades del corindón, un mineral valioso. Además de encontrar cristales de rubí puros, se pueden ver también incrustados en fucsita o en zoisita. Los rubíes incrustados en esas piedras son más asequibles que los rubíes mismos y tienen las mismas propiedades.

ORIGEN: India, México, Rusia.

ENTRAMADO: hexagonal.

FORMAS: natural, pulida/pulimentada, tallada.

ENERGÍA: amplifica.

COLOR: rojo.

CHAKRAS: raíz y corazón.

COLOCACIÓN: sobre el chakra raíz o el del corazón o cerca de ellos; como collar o brazalete; como anillo en el dedo del compromiso (anular).

AYUDA A: toda clase de amor, abrir el corazón, expresar el amor, la compasión, la conexión con el amor espiritual y divino, la confianza, el valor, el perdón, el afianzamiento, despejar emociones y energías bloqueadas.

FUNCIONA CON: zafiro, cuarzo rosa.

CONSEJOS DE USO: si estás atrapado en una emoción, llévalo contigo, como joya o en un bolsillo, te ayudará a liberarte del bloqueo.

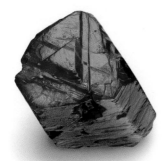
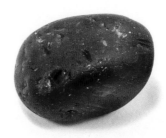

SELENITA

La selenita es una variedad del yeso y un cristal muy blando. Debido a esto, la encontrarás tallada y labrada en interesantes formas. Fundamentalmente es una piedra de protección. No necesita limpieza, ya que no absorbe ni almacena energía, y sirve de piedra de limpieza para otros cristales.

ORIGEN: China, Francia, India, Estados Unidos.

ENTRAMADO: monoclínico.

FORMAS: natural, pulida/pulimentada, labrada, tallada.

ENERGÍA: amplifica.

COLOR: blanco.

CHAKRAS: tercer ojo y chakra corona.

COLOCACIÓN: sobre el chakra del tercer ojo o el chakra corona o cerca de ellos.

AYUDA A: proteger contra la negatividad, limpiar la energía negativa, limpiar otros cristales, limpiar el aura, la conexión con la intuición y lo divino, el perdón.

FUNCIONA CON: todas las piedras.

CONSEJOS DE USO: al ser un cristal muy blando, puede dañarse fácilmente. No la expongas nunca al agua o a la sal, y almacénala separada de los demás cristales.

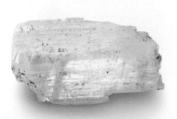
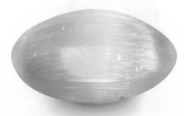

SODALITA

La sodalita es un amplificador natural que ayuda a potenciar las energías que deseas para tu vida. También ayuda a equilibrar energías si se tienen demasiadas de un tipo y no las suficientes de otros.

ORIGEN: Australia, Brasil, Canadá, Rusia.

ENTRAMADO: isométrico.

FORMAS: natural, pulida/pulimentada, labrada, tallada.

ENERGÍA: amplifica.

COLORES: azul con blanco.

CHAKRAS: garganta y tercer ojo.

COLOCACIÓN: sobre el chakra de la garganta o el del tercer ojo o cerca de ellos; como collar o pendientes.

AYUDA A: expresar la verdad personal, la comunicación eficaz, el equilibrio emocional, la conexión con la intuición y la guía espiritual.

FUNCIONA CON: amatista.

CONSEJOS DE USO: la sodalita es un cristal eficaz si estás pasando por una etapa de cambios de humor. Llévala contigo o póntela como joya para ayudarte a equilibrar las emociones.

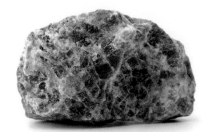
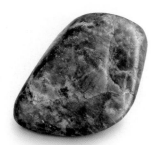

TANZANITA

La tanzanita te ayuda a liberarte de las cosas que ya no te sirven y es útil también para despejar bloqueos energéticos y energías no deseadas. Recibe el nombre del lugar donde fue descubierta: Tanzania.

ORIGEN: Tanzania.

ENTRAMADO: ortorrómbico.

FORMAS: natural, pulida/pulimentada, labrada, tallada.

ENERGÍA: amplifica.

COLORES: violeta-azul.

CHAKRAS: garganta, tercer ojo y corona.

COLOCACIÓN: sobre el chakra de la garganta, el del tercer ojo o el corona o cerca de ellos; como pendientes o collar.

AYUDA A: retirar energías no deseadas, estimular la conexión con el yo superior y con lo divino, asimilar los chakras del tercer ojo y corona y estimular el autodescubrimiento y el descubrimiento de nuestra verdadera naturaleza espiritual.

FUNCIONA CON: cuarzo transparente, celestita.

CONSEJOS DE USO: la tanzanita ayuda a descubrir y esclarecer tus propias creencias espirituales. Tenla en la mano que recibe (la no dominante) durante la meditación o la oración.

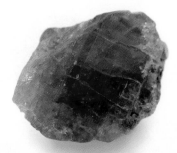
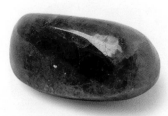

TOPACIO

El topacio es una gema de claridad excepcional que ayuda a limpiar energías y a desprenderse de cosas que ya no sirven. También ayuda a alinear y equilibrar energías. La forma más conocida de la gema es el topacio dorado, pero también puede ser incoloro y presentarse en otros colores, como el azul, el rosa, el verde y el melocotón.

ORIGEN: Brasil, Canadá, India, Sudáfrica.

ENTRAMADO: ortorrómbico.

FORMAS: natural, grupos, pulida/pulimentada, labrada, tallada.

ENERGÍA: amplifica.

COLORES: azul, incoloro, verde, dorado (el más común), melocotón, rosa, rojo, amarillo.

CHAKRAS: rojo - raíz; melocotón - sacro; dorado o amarillo - plexo solar; verde - corazón; azul - garganta; rosa - tercer ojo; transparente - corona.

COLOCACIÓN: sobre los chakras apropiados o cerca de ellos, como cualquier tipo de joya, alrededor del perímetro o en los rincones de cualquier habitación que se desee limpiar de energía negativa.

AYUDA A: la autoexpresión, la autoestima, la autodefinición, el amor hacia uno mismo, el autoconcepto, la autocrítica, manifestar objetivos, manifestar la visión creativa.

FUNCIONA CON: tanzanita, celestita.

CONSEJOS DE USO: tómalo en tu mano o llévalo cuando declares tus afirmaciones o mientras trabajas en algún proyecto creativo.

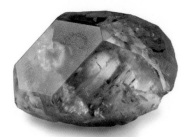
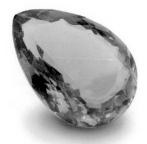

TURMALINA

Aunque te he hablado de la turmalina negra en el capítulo anterior como una piedra de protección, existen turmalinas de otros colores que también son valiosas piedras de sanación. La turmalina de cualquier color ayuda a manifestar las cualidades asociadas con el chakra cuyo color coincida. Por ejemplo, la turmalina verde ayuda a manifestar el amor incondicional, mientras que la rosa ayuda a manifestar el amor romántico.

ORIGEN: Afganistán, Brasil, Sri Lanka, Estados Unidos.

ENTRAMADO: hexagonal.

FORMAS: natural, en cuarzo, pulida/pulimentada, labrada, tallada.

ENERGÍA: amplifica.

COLORES: negro, verde, verde y rosa (sandía), naranja, rosa, rojo, amarillo.

CHAKRAS: rojo y negro - raíz; naranja - sacro; amarillo - plexo solar; sandía, rosa y verde - corazón.

COLOCACIÓN: sobre los chakras apropiados o cerca de ellos; como cualquier tipo de joya, sobre todo como brazalete o anillo.

AYUDA A: la manifestación de los deseos, aumentar la vitalidad, el rejuvenecimiento y la revitalización, la purificación.

FUNCIONA CON: turmalinas de otros colores, selenita, aguamarina.

CONSEJOS DE USO: la turmalina color sandía, que es verde y rosa como la fruta, es una piedra de manifestación del amor especialmente poderosa. Utilízala durante la meditación en la mano que da (la dominante) para ayudarte a amar sin restricciones.

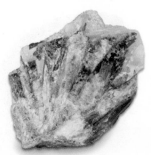
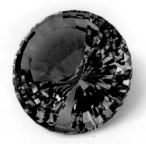

ZAFIRO

Al igual que los rubíes, los zafiros son una variante del valorado mineral corindón. Aunque la mayor parte de la gente cree que los zafiros son azules, esta gema se presenta en varios colores, como el naranja, el amarillo y el rosa. El zafiro es una piedra de protección y de manifestación.

ORIGEN: Australia, Brasil, Canadá, India.

ENTRAMADO: hexagonal.

FORMAS: natural, pulida/pulimentada, tallada.

ENERGÍA: amplifica.

COLORES: azul, naranja, rosa, amarillo.

CHAKRAS: naranja - sacro; amarillo - plexo solar; azul - tercer ojo o garganta; rosa - tercer ojo.

COLOCACIÓN: sobre el chakra apropiado, especialmente el de la garganta, o cerca de él; como collar o pendientes; cerca del cabecero de la cama para el insomnio.

AYUDA A: la autoexpresión, la comunicación, los problemas del sueño, manifestar la verdad personal, la lealtad, la entrega de la voluntad personal a la voluntad divina.

FUNCIONA CON: rubí.

CONSEJOS DE USO: el zafiro es especialmente poderoso cuando se utiliza con algún tipo de meditación vocal, como las meditaciones con mantras.

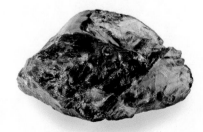
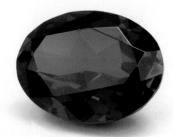

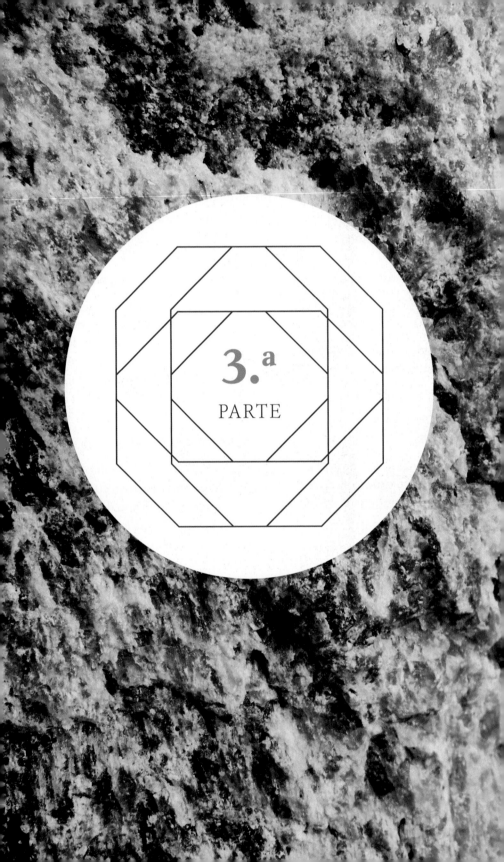

3.ª
PARTE

Mejora tu vida con los cristales

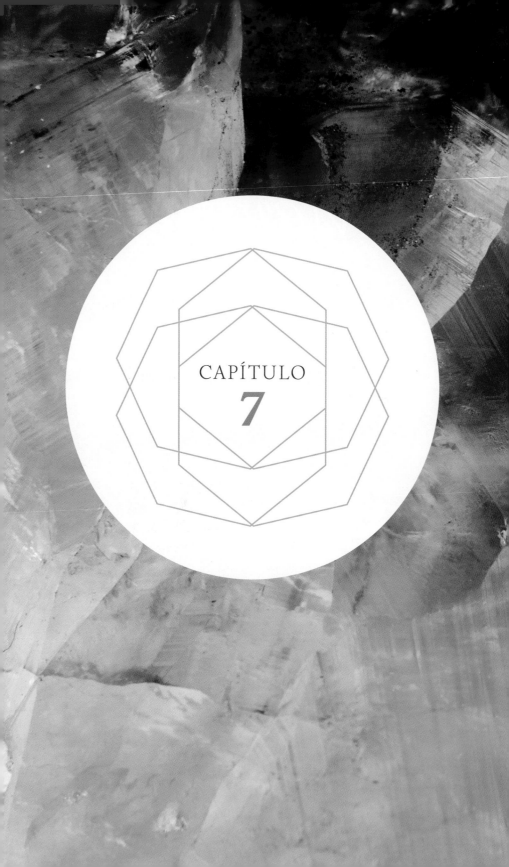

CAPÍTULO

7

TRATAMIENTOS *con* CRISTALES

En las páginas siguientes describo los tratamientos con cristales que he descubierto que funcionan bien para ciertos estados y problemas. Para cada uno de los temas que aparecen en la lista se ofrece unas cuantas recomendaciones, así como un mantra para repetir antes de comenzar el tratamiento, de cara a interiorizar y enfocar la mente. Como he mencionado a lo largo del libro, elige los cristales según te dicte tu intuición.

La sanación requiere tiempo. Para desencadenar el cambio, debes estar dispuesto a que el cambio entre en tu vida. Para que esto ocurra se necesita una actitud de receptividad. Intenta dejar de lado tanto como puedas las dudas y el miedo, y desarrollar una mentalidad positiva y receptiva conforme vas pasando por tus sesiones curativas. El cambio solo viene si tú lo permites y estás dispuesto a recibirlo. Si nunca has sido de aquellos a los que se les da bien recibir (y he comprobado que la mayor parte de la gente prefiere dar), empieza tu sesión con una declaración positiva, como por ejemplo, «me abro a recibir» o «agradezco todo lo que estoy a punto de recibir».

ADICCIONES

Aunque mucha gente piensa que las adicciones son algo que pertenece estrictamente al ámbito de las drogas o el alcohol, la adicción puede ser cualquier apego aparentemente arraigado a algo que nos es perjudicial, como a los alimentos que no nutren o a alguna relación malsana. Estos remedios te ayudarán a fortalecer tu voluntad y a liberarte de apegos mientras trabajas para librarte de la adicción, cualquiera que esta sea.

MANTRA

*Me libero de todo apego malsano y
sigo adelante sin cargas.*

TRATAMIENTO N.º 1: HEMATITA

Las adicciones son fundamentalmente asunto del chakra raíz, de manera que es conveniente utilizar un cristal que ayude a equilibrar ese chakra. Puesto que las adicciones son un problema de exceso de energía, es preferible emplear un cristal que absorba en lugar de uno que amplifique, ya que quieres equilibrar la energía de ese chakra. Esto hace que la hematita sea un cristal excelente para las adicciones.

Pega con cinta un trozo pequeño de hematita a la base del lugar donde te sientes más frecuentemente, así como a la base o a las patas de la cama. También puedes llevar un trozo de hematita en los pantalones a lo largo del día o ponerte un anillo de hematita (reemplázalo si se rompe).

Cuando sientas que la adicción te supera, sujeta la hematita en la mano que da (la dominante), cierra los ojos y repite el mantra hasta que se te pase la ansiedad. Durante este proceso limpia la hematita diariamente.

TRATAMIENTO N.º 2: AMATISTA

A la amatista se la conoce como «piedra de la sobriedad» y una vez se creyó que protegía a la gente de la embriaguez. Si eres adicto a alguna sustancia que altere la mente (incluso la cafeína y la nicotina), ten un trozo de amatista contigo.

Sujeta la amatista con la mano que da (la dominante), cierra los ojos y di el mantra cuando sientas el impulso de consumir la sustancia.

Repite el mantra hasta que se pase el ansia.

Limpia la amatista a diario a lo largo de todo el proceso.

TRATAMIENTO N.º 3: CRISTALES Y CHAKRAS

Forma una distribución sencilla de las piedras, siguiendo el orden de los chakras correspondientes, en algún lugar donde pases mucho tiempo, como en tu escritorio o bajo la cama. Si lo haces bajo la cama, colócalas de forma que la turmalina negra esté abajo, donde se sitúe el chakra raíz según te echas en la cama, y la howlita en la parte de arriba, donde estaría el chakra corona. Estos cristales absorben de cada chakra las energías excesivas que podrían estar asociadas con las adicciones.

CONFIGURACIÓN: línea vertical.

PIEDRAS (ORDEN DE COLOCACIÓN): turmalina negra (chakra raíz), cornalina (chakra sacro), ojo de tigre amarillo (chakra del plexo solar), malaquita (chakra del corazón), sodalita (chakra de la garganta), lapislázuli (chakra del tercer ojo), howlita (chakra corona).

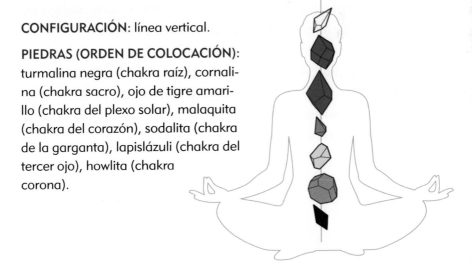

AMOR

Cuando la gente me pregunta sobre los cristales, las dos solicitudes más comunes de ayuda energética que recibo son para la prosperidad y para el amor. Aunque todos tenemos amor en nuestras vidas (incluso si no nos damos cuenta) porque somos amados incondicionalmente por la Divinidad, a veces si carecemos de amor sentimental nos sentimos solitarios; y cuando experimentamos dificultades en la relación, nos asusta la posibilidad de perder el amor.

MANTRA

*Lo mismo que doy amor a los demás,
así recibo yo amor en agradecimiento.*

TRATAMIENTO N.º 1: CUARZO ROSA

El cristal que se utiliza más ampliamente para el amor sentimental (y todas las demás clases de amor, incluso el amor incondicional) es el cuarzo rosa. Aunque no es estrictamente necesario, utilizar un cuarzo rosa en forma de corazón es un detalle bonito.

Tanto si buscas una relación sentimental como una relación de colaboración, medita con el cuarzo rosa sujeto contra el chakra del corazón.

Visualiza cómo la energía de amor sale de tu corazón, pasa a través del cristal y se expande por el universo cargada de magnetismo para atraer el amor. Repite el mantra mientras lo haces.

TRATAMIENTO N.º 2: PERIDOTO

Si estás pasando por dificultades en cualquier tipo de relación (sentimental o de otro tipo), el peridoto es una buena piedra para ayudar a liberar la ira y los sentimientos dañados y traer energía amorosa y curativa a la relación.

Échate cómodamente y pon un peridoto sobre el chakra del corazón.

Visualiza a la persona con la que estés experimentando dificultades.

Imagina que una luz verde se despliega desde tu corazón, atraviesa el peridoto y llega al corazón de esa otra persona con la que mantienes la relación que intentas sanar.

Repite este mantra: «Permito que el amor cure el dolor que nos hemos provocado el uno al otro».

TRATAMIENTO N.º 3: TURMALINA ROSA

Si mantienes una relación en la que sientes que falta la confianza y que eso provoca un bloqueo al amor, prueba a trabajar con turmalina rosa, que ayuda a construir confianza.

Sujeta la turmalina en la mano que da (la dominante).

Visualiza que su energía os rodea a los dos.

ANSIEDAD

La ansiedad puede ser algo ocasional (preocupación) o bien un estado crónico que incluso llegue a debilitar. Existen muchas clases de ansiedad, como la ansiedad social, los trastornos obsesivo-compulsivos, las fobias y la ansiedad generalizada. Estos tratamientos son para la ansiedad persistente, pero no están indicados para el estrés de corta duración, para el que se utilizan otros diferentes (ver la página 158). La ansiedad es otro estado de exceso de energía, de manera que se necesitan piedras opacas que absorban, tranquilicen y relajen.

MANTRA

Yo soy paz.

TRATAMIENTO N.º 1: SODALITA

La sodalita es la piedra antiansiedad perfecta por su relajante color azul.

Ten un trozo de sodalita en la mano que da (la dominante). Siéntate en calma. Cierra los ojos si te sientes seguro.

Visualiza que tu ansiedad fluye por ti hacia tu brazo dominante, luego a la mano y a la sodalita. Conforme visualices, repite el mantra.

Haz esto una vez al día como mínimo y limpia la sodalita a diario.

TRATAMIENTO N.º 2: ÁMBAR

El ámbar te sirve como apoyo cuando sientes ansiedad. Para la ansiedad social, póntelo como collar, brazalete o anillo, o lleva un trozo (envuelto cuidadosamente, es muy delicado) en el bolsillo del pantalón cuando acudas a situaciones socialmente intensas. En tales situaciones, te ayudará a aliviar la ansiedad.

Sujeta un trozo de ámbar en la mano que recibe (la no dominante) y percibe su calidez.

Visualiza que una luz amarilla conecta tu plexo solar con el plexo solar del resto de la gente que hay en el lugar.

Respira profundamente tanto como lo necesites hasta que se pase la ansiedad.

TRATAMIENTO N.º 3: ACEITE ESENCIAL DE LAVANDA Y AMATISTA

Yo antes padecía mucho de ansiedad, que por lo general aparecía de noche, cuando intentaba dormir. Como resultado de ello, me he pasado muchas noches sin pegar ojo. Si a ti te pasa lo mismo y tu ansiedad se presenta siempre cuando intentas dormir, prueba con este remedio.

En primer lugar, llena la bañera de agua caliente y añádele cuatro gotas de aceite esencial de lavanda. Date un baño de diez a veinte minutos. Cuando se presente la ansiedad, visualiza cómo se aleja y repite el mantra, o di simplemente la palabra calma.

Después, siéntate en la bañera conforme esta se vacía y visualiza que tus preocupaciones se van por el sumidero junto con el agua. Cuando se haya vaciado completamente (y con ella tu ansiedad), sal de la bañera y sécate.

Ya puedes meterte tranquilamente en la cama, en la que habrás pegado con cinta un trozo de amatista bajo el cabecero, o en la mesita de noche (o en ambos lugares). De nuevo, cuando la ansiedad se presente, visualízala como nubes que flotan inofensivamente desde tu cabeza hacia el universo. Repite el mantra.

AUTOCONFIANZA

Hay una línea muy fina entre la confianza en uno mismo y la prepotencia. Ciertas personas pueden estar excesivamente seguras de sí mismas aunque carezcan de las habilidades o el conocimiento que respalde esa certeza, mientras que otras pueden ser muy capaces pero no creen merecer sus logros, y cualquier éxito lo viven como un «fraude». Estos son los dos extremos opuestos de la confianza en uno mismo: una sobreabundancia y una carencia. Justo en el medio está el equilibrio perfecto que te permite tener éxito y sentirte feliz y seguro de ti mismo, de manera que es esencial equilibrar esas energías.

MANTRA

Me acepto a mí mismo incondicionalmente.

TRATAMIENTO N.º 1: OJO DE TIGRE AMARILLO

Meditar con ojo de tigre amarillo te ayuda a construir una sana confianza en ti mismo, a la vez que se absorben los excesos que pudieran provocar que llegues a ser prepotente.

Medita mientras sujetas una pieza de ojo de tigre amarillo contra el chakra del plexo solar con la mano que da (la dominante).

Repite este mantra: «Me acepto a mí mismo exactamente como soy».

TRATAMIENTO N.º 2: CITRINO

El citrino es un cristal de amplificación y fortalece la confianza en uno mismo.

Sujeta citrino en la mano que recibe (la no dominante) conforme meditas mientras pronuncias en alto el mantra.

Visualiza que la luz dorada del citrino te rodea completamente y que fluye a través de ti como confianza en ti mismo.

TRATAMIENTO N.º 3: ÁMBAR

El ámbar apoya las energías del chakra del plexo solar y proyecta una cálida sensación de autoconfianza.

Recomiendo que te pongas una joya de ámbar si caes en alguno de los extremos del espectro de la confianza en uno mismo. Un collar o un brazalete son perfectos para el ámbar.

COMPASIÓN

La compasión, tanto si es por uno mismo como por los demás, es una de las cualidades más importantes que se pueden cultivar. A veces es difícil sentir compasión, incluso hacia uno mismo, pero es una cualidad esencial de alta vibración que nos permite experimentarnos a nosotros mismos, y a los demás, como divinos.

MANTRA

Miro a todos y a todo con los ojos de la compasión.

TRATAMIENTO N.º 1: CUARZO ROSA

La compasión es una emoción que proviene del espíritu y del corazón. Como el deseo es estimular la compasión, utilizar una piedra que la amplifique te ayuda a cultivar y a nutrir esta cualidad tan importante. El cuarzo rosa es una de las piedras de mayor vibración para el cultivo de la compasión y, como es una piedra del sistema hexagonal, también es un amplificador natural.

Para la autocompasión, agarra el cuarzo rosa con la mano que recibe (la no dominante) y acércalo al corazón.

Para la compasión con los demás, sujeta el cuarzo en la mano que da (la dominante) y acércalo al corazón.

Cierra los ojos si te parece seguro hacerlo. Repite el mantra y siente que la compasión fluye a través de ti.

TRATAMIENTO N.º 2: AGUAMARINA

A veces es difícil experimentar la compasión, hasta que uno se libera de los juicios. La aguamarina es otra piedra hexagonal (amplificadora) que te ayuda a dejar correr las cosas.

Cuando te des cuenta de que el juicio sobre uno mismo o sobre los demás bloquea la compasión, sujeta la aguamarina en la mano que da (la dominante) y visualiza la liberación de juicios.

Mientras tengas la piedra sujeta, repite este mantra: «Me libero de juicios; permito la compasión».

TRATAMIENTO N.º 3: MEDITACIÓN CON PERIDOTO

El peridoto es otra piedra del corazón, una piedra de compasión.

Túmbate cómodamente de espaldas y coloca un peridoto sobre el chakra del corazón. Percibe el latido de tu corazón. Cierra los ojos si te parece seguro.

Visualiza alguien o algo que te haga sentir una compasión extraordinaria. Pon ese sentimiento de amor y compasión en tu corazón y siente que llena todo tu cuerpo con cada uno de sus latidos, que se desplaza por todos tus vasos sanguíneos hacia todas las partes de tu cuerpo y que se expande al mundo más allá de ti.

Hazlo durante el tiempo que quieras.

CONFIANZA

La confianza solo aparece cuando uno siente que está sano y a salvo. Muchas personas que han sufrido traumas emocionales, físicos o mentales en la infancia (incluso traumas leves. Es decir, todos nosotros) tienen problemas de confianza, porque en algún momento han interpretado algún hecho traumático de su pasado como una señal de que nunca están a salvo. Por lo tanto, la forma de establecer la confianza es trabajar sobre todas las situaciones en las que no te sientes a salvo y seguro.

MANTRA

Confío en la benevolencia del universo.
Estoy a salvo.

TRATAMIENTO N.º 1: GRANATE

Los problemas de seguridad y de confianza se asientan en el chakra raíz, de modo que equilibrar las energías de este chakra es fundamental para sentirse a salvo y confiar.

Siéntate o échate cómodamente y coloca el granate cerca del chakra raíz.
Cierra los ojos si esto te parece seguro.
Respira profundamente y repite el mantra.

TRATAMIENTO N.º 2: CORNALINA

¿Qué ocurre si eres tú mismo la persona en quien sientes que no puedes confiar? Es mucho más probable que muchos de nosotros rompamos las promesas que nos hemos hecho a nosotros mismos que las que les hacemos a los demás. Eso puede llevar a una falta de confianza en uno mismo. La falta de honradez (incluso con uno mismo) es un problema del chakra sacro y la cornalina equilibra este chakra.

Échate cómodamente y coloca la cornalina sobre el chakra sacro.

Repite este mantra: «Confío en mí mismo porque mantengo la palabra que me doy».

TRATAMIENTO N.º 3: AMATISTA

Algo en lo que la gente siente frecuentemente que no puede confiar es el universo en general. Puede llegar a sentir que la vida es insegura y actúa desde esa creencia. La amatista te ayuda a conectar con la guía divina, y seguirla hasta conseguir buenos resultados lleva a una confianza aún mayor en el universo.

Coloca la amatista sobre el chakra del tercer ojo.

Medita mientras repites el mantra.

DECISIÓN

En lo que se refiere a la toma de decisiones, tus mejores guías son tu intuición y tu corazón. Estos son los reinos del chakra del tercer ojo y del chakra corazón. Concentrarte especialmente en el chakra del tercer ojo te conecta con la guía superior, lo que hace que tomes las decisiones más convenientes.

MANTRA

Doy gracias a mi intuición por guiarme hacia la decisiones más convenientes.

TRATAMIENTO N.º 1: AMATISTA

La amatista es uno de los cristales más poderosos para conectarte con tu divino sistema de guía. Sus cristales hexagonales amplifican los mensajes que provienen de tu yo superior, lo que te hace más fácil reconocerlos como sabiduría y orientación.

Cuando tengas que tomar una decisión, agarra una amatista en la mano que recibe (la no dominante) y visualiza la elección que tienes que hacer.

Quédate sentado tranquilamente y repite el mantra hasta que surja la respuesta a tu pregunta.

TRATAMIENTO N.º 2: AMETRINO

El ametrino conecta el tercer ojo y el plexo solar, llevando la energía a través de tu corazón mientras esa energía se mueve entre los dos. Esto hace que sea un cristal excelente para tomar decisiones no solo inspiradas por tu ser superior, sino también fundamentadas en el amor y la compasión además de como corazonada.

Échate de espaldas con un trozo de ametrino colocado a medio camino entre el corazón y el chakra de la garganta (sobre la parte superior del pecho).

Formula la pregunta sobre la decisión que tienes que tomar.

Visualiza que la energía se mueve hacia arriba desde el plexo solar, que pasa a través del corazón y que llega al chakra del tercer ojo.

Deja que la información que se manifieste te inspire la decisión.

TRATAMIENTO N.º 3: RED DEL TERCER OJO

Forma una red del tercer ojo con amatista y cuarzo transparente. Disponla sobre la mesita de noche, haz tu pregunta antes de dormir y luego consúltalo con la almohada. La amatista y el cuarzo transparente ayudarán a que la respuesta te venga mientras duermes. Puedes utilizar piedras de cualquier forma y tamaño.

CONFIGURACIÓN: ojo.

PIEDRA DE ENFOQUE: amatista (una piedra profundamente conectada con el tercer ojo y la intuición).

PIEDRAS DE INTENCIÓN/PERÍMETRO: cuarzo transparente (amplía).

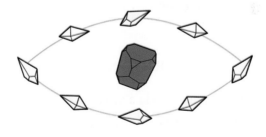

DUELO

El dolor del duelo es el resultado emocional natural de la pérdida de alguien querido y es necesario que te permitas experimentarlo totalmente. Sin embargo, si te quedas atrapado en la pena, te será difícil experimentar momentos de alegría y de gratitud. Trabajar con cristales ayuda a canalizar la pena de una manera saludable y es útil para eliminar los bloqueos que provocan que te quedes atrapado en ella en lugar de seguir adelante.

MANTRA

Entro en el amor para sanar mi dolor.

TRATAMIENTO N.º 1: LÁGRIMAS APACHES

Las lágrimas apaches son un remedio muy conocido para el duelo. No harán que la pena se aleje, pero te apoyan para que la proceses de una manera saludable.

Duerme con lágrimas apaches en tu mesita de noche y llévalas contigo conforme vas procesando el duelo.

TRATAMIENTO N.º 2: RUBÍ

El rubí es una piedra que ayuda a sanar tu corazón cuando este se encuentra profundamente herido.

Siéntate o échate con el rubí sujeto contra el chakra del corazón.

Repite el mantra mientras visualizas que la luz sanadora del rubí entra en ti y te llena mientras se lleva consigo tu pena.

TRATAMIENTO N.º 3: RED DEL DUELO

Haz una red de etapas del duelo y colócala bajo la cama o cerca de algún lugar donde pases mucho tiempo. Dispón las piedras en espiral, con una lágrima apache como primera piedra en el centro y las siguientes (en orden) situadas en espiral hacia fuera: hematita (para la ira), fluorita arcoíris (para la negación), cianita azul (para la negociación), cuarzo ahumado (para la depresión) y amatista (para la aceptación). Debido a la especial configuración de las piedras, en esta red no existe realmente una piedra de enfoque ni las piedras perimetrales. En lugar de eso, cada piedra te ayuda a lidiar con una etapa del duelo.

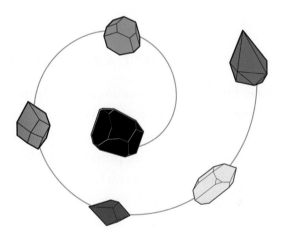

ENVIDIA

La envidia y sus primos hermanos los celos son las emociones que te impiden seguir adelante en tu camino con paz y alegría. Frecuentemente, esas emociones surgen de la creencia errónea de que si alguien tiene algo, significa que nosotros no podremos tenerlo. En lugar de fijarte en que alguien tiene algo que tú no, puedes concentrarte en lo que tú mismo eliges crear.

MANTRA

Yo creo la vida que deseo.

TRATAMIENTO N.º 1: AVENTURINA VERDE

La envidia es también un exceso de energía, de modo que una piedra que absorba es la elección ideal. Por manido que pueda sonar, las piedras verdes son ideales para liberarse de la envidia o los celos. La aventurina verde cumple un propósito doble: te permite liberarte de la envidia y también apoya tus objetivos personales.

Cuando te sientas envidioso, agarra una aventurina verde con la mano que recibe (la no dominante) y otra con la mano que da (la dominante).

Visualiza que la envidia es un humo verde que se vierte desde tu cuerpo a la piedra que tienes en tu mano receptora.

Una vez que la envidia haya salido de tu campo energético, cambia el enfoque hacia la mano receptora y repite el mantra.

Cuando hayas terminado, coloca sobre el suelo la piedra que tienes en tu mano receptora y deja que la energía se absorba en la Tierra, que la neutralizará.

TRATAMIENTO N.º 2: MALAQUITA

Con su color verde opaco, la malaquita absorbe las emociones negativas, como es el caso de la envidia.

Échate de espaldas y pon la malaquita sobre tu corazón. Cierra los ojos si eso te parece seguro.

Visualiza que la envidia fluye a través de ti hacia la malaquita hasta que ya no la sientas.

TRATAMIENTO N.º 3: CORNALINA Y APATITA

La cornalina te ayuda a liberarte de la envidia, mientras que la apatita te ayuda a concentrarte en desplazarte hacia objetivos positivos para ti. Esta combinación es muy poderosa para liberarse de la envidia y de los celos, porque una vez que estés haciendo progresos positivos hacia tus propias metas, será menos probable que te concentres en lo que tienen otros y tú no. Practica la siguiente meditación. Es sencilla.

Siéntate o échate cómodamente. Agarra la cornalina con la mano que recibe (la no dominante) y la apatita con la mano que da (la dominante).

Visualiza cómo los movimientos positivos que te encaminan hacia tus metas fluyen hacia ti desde la apatita y empujan la envidia y los celos a través de tu mano receptora hacia la cornalina.

Limpia la cornalina cuando hayas terminado.

EQUILIBRIO

He observado que cuando me desequilibro por cualquier motivo, mi vida parece fuera de control y me siento infeliz hasta que consigo restaurar el equilibrio. La pérdida de equilibrio se manifiesta de muchas maneras: como un desequilibrio entre la vida laboral y la vida personal; una concentración excesiva en el cuerpo, la mente o el espíritu a expensas de los otros; o demasiado estrés sin la suficiente relajación compensatoria, por nombrar algunas. El primer paso es reconocer que de alguna manera estás desequilibrado. Una vez que lo hayas asumido, aplica estos tratamientos.

MANTRA

Todo en mi vida está equilibrado.

TRATAMIENTO N.º 1: FLUORITA ARCOÍRIS

La fluorita arcoíris, con su gran despliegue de colores, ayuda a equilibrar las energías. Póntela como joya cuando sientas que hay un desequilibrio en algún aspecto de tu vida.

Unas cuantas veces al día (como cuando te despiertes o te vayas a la cama), sujeta un trozo de fluorita en la mano que recibe (la no dominante). Repite el mantra.

TRATAMIENTO N.º 2: TURQUESA

La turquesa es una piedra de armonía que ayuda a equilibrar energías y a llevarte a un lugar centrado y apacible.

Ponte joyas de turquesa como una manera estupenda de disfrutar de esta piedra mientras buscas el equilibrio.

Asegúrate de limpiar la turquesa cada pocos días para preservar su poder armónico.

TRATAMIENTO N.º 3: TURMALINA NEGRA
Y CUARZO TRANSPARENTE

La turmalina negra y el cuarzo transparente trabajan en armonía para crear y expandir energía equilibrada por todo tu organismo.

Túmbate en el suelo o sobre una cama o un sofá que sean cómodos.

Coloca un trozo de turmalina negra cerca de tu chakra raíz y un trozo de cuarzo cerca de tu chakra corona. Cierra los ojos si eso te parece seguro.

Visualiza que la energía fluye desde el chakra raíz hacia el chakra corona y viceversa. Repite el mantra si así lo deseas.

ESTRÉS

La vida moderna es muy estresante. No se trata solo del estrés que provocan en nuestras vidas el trabajo, las obligaciones familiares y las ocupaciones personales, sino que también experimentamos el estrés de los acontecimientos y problemas mundiales, que frecuentemente parecen haber entrado en una espiral fuera de control. Gestionar el estrés es esencial para el equilibrio y la buena salud en general.

MANTRA

Libera.

TRATAMIENTO N.º 1: OJO DE TIGRE AMARILLO

El estrés afecta a las glándulas adrenales (suprarrenales), que se asocian con el chakra del plexo solar. El ojo de tigre absorbe el exceso de energía que puede provocar el desequilibrio como resultado del estrés y por tanto es útil para reequilibrarte.

Échate de espaldas y pon un ojo de tigre amarillo sobre el chakra del plexo solar.

Respira profundamente y repite el mantra tantas veces como necesites hasta que te sientas en calma.

TRATAMIENTO N.º 2: CUARZO AHUMADO

El cuarzo ahumado tiene una energía muy estabilizadora que te ayuda a recuperar rápidamente el equilibrio cuando entras en el modo «lucha o huida» debido a una situación estresante. Esta es una piedra que llevo casi siempre conmigo, porque es muy relajante y me equilibra cuando me siento estresada.

Cuando notes el estrés, sujeta el cuarzo ahumado con cualquiera de las dos manos.

Cierra los ojos si te parece seguro hacerlo. Inspira. Conforme espiras, repite el mantra.

Haz esto tanto tiempo como necesites para calmar el estrés.

TRATAMIENTO N.º 3: HEMATITA

El estrés es fundamentalmente una reacción del miedo y la hematita es una de las mejores piedras para absorberlo.

Sujeta la hematita en la mano que recibe (la no dominante) cuando experimentes estrés.

Contempla la energía del estrés como si fuera una nube negra que fluye entre tú y la hematita.

Limpia la hematita después de cada uso.

FELICIDAD

La felicidad es una elección, pero a veces, cuando nos empantanamos en el estrés y las pequeñeces de nuestras vidas diarias, nos olvidamos de que para cultivar la felicidad y la alegría lo único que tenemos que hacer es elegirlas. Los tratamientos con cristales que siguen a continuación te ayudan a recordar que hay que elegir la felicidad independientemente de las circunstancias exteriores de la vida.

MANTRA

Elijo la alegría y la felicidad en todo momento.

TRATAMIENTO N.º 1: ÁMBAR

Para mí, el ámbar es la piedra definitiva para la felicidad. Tiene un precioso color dorado y una calidez natural que irradia cuando lo tienes cerca de la piel. Ponerse una joya de ámbar te ayuda a vibrar con la energía de la felicidad. También puede servir como un recordatorio visual para que elijas ser feliz.

Sujeta la joya de ámbar en la mano que recibe (la no dominante). Repite el mantra antes de ponértela.

TRATAMIENTO N.º 2: CUARZO AHUMADO

El cuarzo ahumado es un cristal excelente para transmutar la energía negativa en positiva. Si estás atravesando un período estresante o complicado y te parece difícil ser feliz, medita mientras sujetas una pieza de cuarzo ahumado en cada mano.

Visualiza que tus emociones negativas fluyen a través de tu cuerpo hacia la mano que da (la dominante) y luego hacia el cuarzo que sujetas.

Mira cómo cambia el cuarzo la emoción negativa en felicidad.

Visualiza que la felicidad fluye desde el cuarzo que tienes en tu mano dominante (la que da) hacia el cuarzo de la mano que recibe (la no dominante) brazo arriba hacia tu corazón, que la bombea por todo tu cuerpo.

TRATAMIENTO N.º 3: CITRINO

Utiliza citrino para que te ayude a expandir alegría y felicidad a tu alrededor.

Antes de interactuar con los demás, sujeta una pieza de citrino en la mano que da (la dominante) y repite este mantra: «Adondequiera que vaya, y me encuentre con quien me encuentre, esparzo felicidad».

Coloca el cristal en un bolsillo y encamínate al mundo. También puedes cargar trozos pequeños de citrino y dárselos a la gente como regalo, para llevar felicidad a los demás.

GRATITUD

La gratitud es un poderoso estado energético en el que residir. Cuando vives en el agradecimiento es cuando pueden ocurrir los cambios reales en tu vida, porque eso te permite alinearte con la verdad de quien eres. La gratitud te enfoca sobre lo que realmente importa.

MANTRA

Estoy agradecido por todo lo que veo, conozco y experimento.
Doy gracias por ser.

TRATAMIENTO N.º 1: CUARZO ROSA

La gratitud es una cualidad que surge del chakra del corazón, de manera que las piedras rosas o verdes son muy poderosas como ayuda para manifestarla. Un cuarzo rosa en forma de corazón, si puedes encontrarlo, es una piedra poderosísima de agradecimiento. Llévalo como colgante. Si no tienes ninguno en forma de corazón, cualquier otra forma servirá.

Hazte un colgante con un cristal de cuarzo rosa y un cordel largo, de manera que el cristal cuelgue sobre el chakra del corazón.

TRATAMIENTO N.º 2: AGUAMARINA

Si te es difícil expresar el agradecimiento, una piedra azul activará el chakra de la garganta, que ayuda a la expresión verbal. La aguamarina además amplifica y contribuye a la manifestación, así que puede ayudarte si te cuesta verbalizar sentimientos.

Lleva aguamarina como un collar.

Repite el mantra unas cuantas veces al día para expresar tu gratitud más apropiadamente.

TRATAMIENTO N.º 3: RED DE GRATITUD

En una zona donde puedas meditar con tranquilidad, forma una red en forma de corazón. A continuación, siéntate junto a ella. Cierra los ojos si te parece seguro hacerlo. Visualiza que la gratitud fluye por todo tu cuerpo hacia el corazón e imagina que tu corazón bombea gratitud. Deja que fluya a través de ti y a tu alrededor.

CONFIGURACIÓN: corazón.

PIEDRA DE ENFOQUE: cuarzo rosa, en forma de corazón si lo tienes; en caso contrario, cualquier otra forma (amor propio).

PIEDRAS PERIMETRALES: cuarzo transparente (amplía).

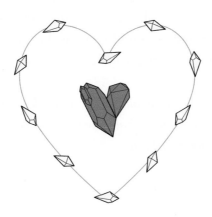

IRA

Todos nos enfadamos de cuando en cuando. Creo que la mejor manera de tratar con la ira es permitirse experimentarla completamente, porque si no la intentas controlar pasa a través de ti con mayor rapidez. Sin embargo, si la ira se queda atascada, o si como resultado de una ira prolongada tienes problemas como la furia, la frustración o el resentimiento, trabajar con cristales te ayudará a liberarte y seguir adelante.

MANTRA

Controlo mi ira por medio de
la autoexpresión calmada y positiva.

TRATAMIENTO N.º 1: MALAQUITA

Con mucha frecuencia, la ira está relacionada con el chakra del corazón. Es una emoción de sobreexpresión y de exceso de energía, lo que significa que todo eso tiene que absorberse y que por lo tanto se necesita un cristal opaco que absorba la energía según la vas liberando. El verde oscuro de la malaquita equilibra la energía del chakra del corazón absorbiendo su exceso. Después del ataque cardíaco de mi marido, hice que empezara a llevar un trozo de malaquita colgado a la altura del corazón. Puesto que la ira y la furia se aposentan muy a menudo en ese chakra y provocan energía desequilibrada y excesiva, la malaquita que cuelga a esa altura la absorbe eficazmente.

Cuelga un trozo de malaquita de un cordel de manera que el cristal penda a la altura del corazón y llévala puesta a lo largo del día.

Limpia la malaquita a diario.

Si sientes que aumenta tu ira y que no vas a poder controlarla, rodea la malaquita con la mano que da (la dominante), cierra los ojos si te sientes seguro y repite el mantra.

TRATAMIENTO N.º 2: JASPE ROJO O NEGRO

Para la ira que surge del miedo (que es un origen común de la ira, porque esta como mecanismo de defensa ante algo que nos atemoriza), vas a necesitar una piedra opaca, negra o roja. Para esto te recomiendo que lleves un trozo de jaspe rojo o negro en un bolsillo del pantalón. Cuando la ira te asalte y no se pase, pregúntate si no será un mecanismo de defensa frente al miedo.

Sujeta el jaspe en la mano que da (la dominante) y afianza los pies firmemente en el suelo.

Visualiza que tu ira es una oscura nube roja que se escurre por las plantas de tus pies hacia la Tierra, que la neutralizará.

También puedes utilizar el mantra aquí.

TRATAMIENTO N.º 3: RED DE LIBERACIÓN DE LA IRA

Recomiendo una red circular sencilla. Los círculos representan armonía y unidad. Las piedras de esta red (no importa la forma que tengan) están concebidas para que cumplan dos objetivos: absorber la ira y estimular la compasión. Colócala en cualquier lugar donde pases mucho tiempo o bajo la cama. Limpia las piedras cada pocos días, en especial la piedra de enfoque.

CONFIGURACIÓN: círculo.

PIEDRA DE ENFOQUE: malaquita (absorbe la ira).

PIEDRAS DE INTENCIÓN/PERÍMETRO: cuarzo rosa (aumenta la compasión).

LÍMITES

Establecer límites saludables es algo que a mucha gente le parece difícil. Sin embargo, mantener esos límites es fundamental para la salud mental, espiritual, emocional y física. Tener unos límites firmes protege el sentido de la propia identidad, al tiempo que te permite interrelacionarte con los demás de manera amable y compasiva, tanto para ti como para ellos. No obstante, los límites no pueden ser tan firmes que no te permitan un acto cariñoso cuando se necesite. Por lo tanto, los límites tienen que ser firmes, pero flexibles y, en definitiva, afectuosos.

MANTRA

Mis límites son firmes, pero lo bastante flexibles
como para permitirme amar.

TRATAMIENTO N.º 1: CIANITA AMARILLA

La cianita amarilla posee dos propiedades que hacen de ella una piedra estupenda para establecer límites. La primera es que forma parte del sistema cristalino triclínico, que son piedras de límite o perimetrales. La segunda es que apoya al chakra del plexo solar, donde residen los límites y el sentido de identidad.

Conforme medites, ten un trozo de cianita amarilla en la mano que da (la dominante) y repite el mantra.

Hazlo de cinco a veinte minutos o hasta que sientas que tus límites están afianzados.

TRATAMIENTO N.º 2: TURQUESA

La turquesa, otro cristal del sistema triclínico, es un excelente normalizador de límites. Recomiendo joyas realizadas con esta piedra.

Ponte una joya o un abalorio de turquesa por la mañana.

Repite el mantra mientras visualizas que la energía se expande desde la turquesa y te rodea.

TRATAMIENTO N.º 3: LABRADORITA

La labradorita te ayuda a empoderarte y a conectarte con tu intuición, lo cual te será útil a la hora de poner límites. También es una piedra asociada con el chakra de la garganta, que te ayuda a decir tu verdad, algo necesario para verbalizar tus límites.

Cuando alguien te pida que hagas algo, haz una pausa y espera un momento.

Sujeta un trozo de labradorita en la mano y hazte esta pregunta: «Esto que tengo que hacer, ¿traspasa mis límites personales?». Observa qué respuesta surge.

Es correcto decir que no si sientes que está más allá de tus límites personales.

MALTRATO

Muchas personas llevan el maltrato como una dolorosa carga a lo largo de toda su vida. Independientemente de quién nos haya maltratado, de cuándo lo hayan hecho o del tipo de maltrato (emocional, psicológico, físico o sexual), para vivir verdaderamente una vida empoderada hemos de trabajar para liberarnos del dolor que arrastramos, es la única manera de seguir avanzando con fuerza.

MANTRA

Me libero de cualquier daño que haya padecido y sigo adelante con compasión hacia mí mismo.

TRATAMIENTO N.º 1: CORNALINA

Con mucha frecuencia, los resultados del maltrato se aposentan en el chakra sacro (o segundo chakra), que es el centro de la fuerza personal. Esto se da sobre todo en el maltrato físico y el abuso sexual. Por lo tanto, la cornalina, de color naranja, es una piedra eficaz para el segundo chakra.

Sentado o tumbado cómodamente, sujeta una pieza de cornalina en la mano que recibe (la no dominante).

Cierra los ojos y visualiza el dolor que proviene del maltrato recibido como una masa oscura en tu segundo chakra.

Visualiza que esa masa oscura sale por donde estés tocando el suelo (los pies, los glúteos, la espalda, dependiendo de si estás sentado o tumbado) y se vacía en la Tierra, que neutralizará y reequilibrará la energía.

Cuando sientas que la Tierra ha recibido ya toda la energía, ponte la cornalina en el chakra sacro y repite el mantra tantas veces como quieras. Tómate tanto tiempo y haz esto tan a menudo como necesites.

TRATAMIENTO N.° 2: OJO DE TIGRE AMARILLO

La autoestima y el amor hacia uno mismo sufren frecuentemente como resultado del maltrato, sobre todo del maltrato emocional y mental. Estos son asuntos que están relacionados con el chakra del plexo solar.

Sujeta una pieza de ojo de tigre amarillo en la mano que recibe (la no dominante) según estás sentado o echado tranquila y cómodamente. Cierra los ojos si te sientes seguro haciéndolo.

Visualiza que una luz dorada va creciendo en tu plexo solar, que está situado en la base del esternón.

Repite el mantra y añade mantras adicionales para la autoestima, como: «Me merezco cosas buenas». Hazlo durante tanto tiempo como desees.

TRATAMIENTO N.° 3: RED DEL MALTRATO

Forma una red de cristales que te ayude a paliar tres problemas que con frecuencia surgen del maltrato: falta de confianza, pérdida de poder personal y baja autoestima. Para ello utiliza una red triangular que equilibre el cuerpo, la mente y el espíritu. Coloca la red bajo tu cama o en tu escritorio, o dondequiera que pases mucho tiempo. Limpia los cristales una vez al mes, aproximadamente. Funcionará independientemente de la forma o tamaño de las piedras.

CONFIGURACIÓN: triángulo.

PIEDRA DE ENFOQUE: turmalina negra (seguridad, confianza, absorbe la energía negativa).

PIEDRAS DE INTENCIÓN: citrino (autoestima), cuarzo rosa (amor hacia uno mismo), cornalina (fuerza personal).

PIEDRAS PERIMETRALES: cuarzo transparente (amplifica).

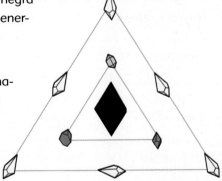

MOTIVACIÓN

Para cumplir tus sueños necesitas motivarte. Y lo entiendo: unas veces te sientes menos motivado que otras. La motivación proviene del chakra del plexo solar, el chakra de la voluntad personal. Los desequilibrios de energía afectan a la motivación, de manera que reequilibrar la energía con los cristales puede ponerte en marcha otra vez en la dirección correcta.

MANTRA

Elijo hacerlo, y así puedo ser.

TRATAMIENTO N.º 1: OJO DE TIGRE AMARILLO

El ojo de tigre amarillo es una piedra que fortalece la voluntad personal.

Sujeta un ojo de tigre amarillo contra el chakra del plexo solar (o túmbate cómodamente con el cristal sobre el plexo solar) y repite el mantra.

Por otra parte, si intentas reunir motivación para hacer algo concreto, puedes recitar un mantra específico de esa actividad, como por ejemplo «elijo alimentos que mejoran y mantienen mi salud» para motivarte a comer de manera saludable o «elijo vivir en un entorno limpio» para motivarte a limpiar tu espacio.

TRATAMIENTO N.º 2: FLUORITA ARCOÍRIS

La fluorita arcoíris es una piedra excelente para ayudarte a permanecer concentrado y motivado. Un collar o un colgante son perfectos para este uso.

En los días que necesites motivación, sujeta un collar o un colgante de fluorita arcoíris en la mano que da (la dominante).

Repite el mantra antes de ponerte las joyas.

TRATAMIENTO N.º 3: CITRINO Y ACEITES ESENCIALES

Mezcla cristales con aceites esenciales para mejorar la concentración y la motivación. Hay muchas empresas de aceites esenciales que fabrican sus propias mezclas para la motivación (tales como *Young Living's Motivation* y *doTerra's Motivate*) o puedes utilizar un aceite sencillo como el de naranja o el de limón.

Dispersa el aceite mientras meditas, sujeta un citrino cerca del chakra del plexo solar y repite el mantra.

NEGATIVIDAD

La negatividad puede provenir de ti o de otras personas, o incluso de los acontecimientos mundiales, pero venga de donde venga es una energía que te enreda y te hace difícil concentrarte en crear cosas positivas. Además, no es que sea muy divertido estar en un espacio negativo. Trabajar con cristales te ayuda a transmutar la negatividad y a concentrarte en lo positivo.

MANTRA

Elijo ser positivo. Todo lo que veo y experimento, lo hago a través de la lente de lo positivo.

TRATAMIENTO N.º 1: CUARZO AHUMADO

Como he dicho antes, tengo todo el perímetro de mi propiedad y de mi casa rodeado de esquirlas de cuarzo ahumado, de manera que cualquier energía que entre en mi terreno y en mi espacio personal se convierta en energía positiva. Por supuesto, tú puedes hacer lo mismo, pero no es necesario que llegues tan lejos.

Coloca cuarzo ahumado bajo la cama o en tu mesa de trabajo, y eso ayudará a convertir de negativa a positiva la energía que te rodea.

Limpia la piedra frecuentemente, sobre todo si estás en un entorno negativo.

TRATAMIENTO N.º 2: ANILLO DE HEMATITA

La hematita es una piedra que absorbe la negatividad, tanto si proviene de ti como de los demás o del entorno.

Ponte un anillo de hematita o uno con una piedra de turmalina negra.

Antes de ponerte el anillo, sujétalo en la mano y repite el mantra.

Limpia la piedra con regularidad y sustituye el anillo de hematita si se rompe.

TRATAMIENTO N.º 3: LÁMPARA DE SAL DEL HIMALAYA

Aunque en este libro no he hablado de ella hasta ahora, la sal rosa del Himalaya es un cristal y una estupenda manera de crear un entorno positivo en tu espacio personal. Utiliza una lámpara de sal rosa del Himalaya o un candelero (mira la sección de recursos, en la página 200) en una habitación donde pases mucho tiempo. Cuando el calor de la bombilla o de la vela pasa a través de la sal, genera un campo de energía positiva y limpia la negatividad.

PACIENCIA

Por mi casa se rumorea que de cuando en cuando, bajo ciertas circunstancias, me falta paciencia. Eso es algo que nos ocurre a todos. A veces es difícil tener paciencia, mientras que otras tenemos más paciencia que un santo. Los siguientes tratamientos con cristales te ayudarán cuando necesites una dosis extra.

MANTRA

Esto también pasará. Todo es transitorio.

TRATAMIENTO N.º 1: HOWLITA

La howlita puede ayudarte a desarrollar la paciencia. Si mantienes un estilo de vida en el que frecuentemente tengas que lidiar con la impaciencia (niños pequeños, largas colas en el banco, la locura en los aparcamientos de los colegios), esta es la piedra indicada.

Lleva en tu bolsillo una pieza de howlita pulida.

Cuando empieces a perder la paciencia, úsala como una piedra de preocupación (ver página 104) y repite el mantra.

TRATAMIENTO N.º 2: AMAZONITA

Si padeces de impaciencia generalizada (dicho de otra manera, si eres simplemente una persona impaciente por naturaleza), prueba con la amazonita, que puede tranquilizar los nervios de punta y ayudarte a que te aquietes y seas más paciente.

Lleva un trozo de amazonita en el bolsillo o duerme con él bajo la cama o cerca de ella.

TRATAMIENTO N.º 3: LABRADORITA

A veces, lo que realmente necesitamos es tener un poco de paciencia con nosotros mismos. La labradorita puede ayudarte en esto. Tengo labradorita por toda la casa y a menudo la llevo como joya, lo que debe de ser la razón de que mi paciencia haya mejorado. Recomiendo encarecidamente joyas de labradorita.

Antes de ponerte una pieza de joyería de labradorita, sujétala en la mano que recibe (la no dominante).

Di en voz alta este mantra: «Soy paciente. Estoy en paz».

PAZ INTERIOR

Toda paz, tanto si es paz personal como paz en las relaciones, en la sociedad o en el mundo, empieza por la paz interior. Al ser la calma, independientemente de la tormenta que ruja fuera, estableces el ejemplo vibratorio para los demás, y cuando los demás encuentran la paz por medio de tu ejemplo, la esparcen a su vez. Es posible permanecer en ese lugar de paz, incluso cuando el mundo parece estar en su momento más oscuro. Y retirarse al lugar de paz propio te ayuda a soportar incluso los momentos más difíciles.

MANTRA

Ocurra lo que ocurra a mi alrededor,
estoy en paz.

TRATAMIENTO N.º 1: LARIMAR

El larimar, con su precioso tono azul, es una piedra de paz excelente y una de mis piedras favoritas en la actualidad (mis favoritas cambian con mucha frecuencia).

Utiliza larimar como piedra de enfoque.

Colócala a unos treinta centímetros de tus ojos y mírala mientras repites el mantra.

TRATAMIENTO N.º 2: CALCITA AZUL

La calcita azul es otra piedra de paz. Te ayuda a traer paz aun en los momentos más estresantes, como cuando la adrenalina brota y experimentas esa respuesta de «lucha o huida».

Ten una pieza de calcita azul contigo y sujétala en la mano que recibe (la no dominante) cuando necesites paz.

Visualiza que una energía azul y apacible entra en tu mano a través del cristal y que fluye por todas partes en tu cuerpo.

TRATAMIENTO N.º 3: RED DE LA PAZ

La *oración de la serenidad* establece un camino hacia la paz: serenidad para aceptar lo que no puedo cambiar, fortaleza para cambiar lo que soy capaz de cambiar y sabiduría para entender la diferencia. Gracias a esta red de cristales podrás conseguir paz hasta en las circunstancias más difíciles, porque te ayuda a dejar correr las cosas, a superar la necesidad de controlar y a encontrar la paz interior y la sabiduría.

CONFIGURACIÓN: círculo (identidad/unidad).

PIEDRA DE ENFOQUE: rurquesa (paz interior).

PIEDRAS DE INTENCIÓN: aguamarina (dejar correr las cosas).

PIEDRAS PERIMETRALES: amatista (sabiduría).

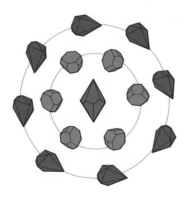

PERDÓN

Mucha gente malinterpreta el perdón al creer que tiene que ver con permitir que alguien que nos ha hecho daño se vaya de rositas. Eso no es así. El perdón tiene que ver exclusivamente con elegir no cargar más con el dolor que sientes a causa de los actos de otro o de los tuyos propios. El perdón es un acto de amor hacia ti mismo.

MANTRA

Me libero del daño del pasado
y sigo adelante en el amor.

TRATAMIENTO N.º 1: LÁGRIMAS APACHES

Las lágrimas apaches te ayudan a superar sentimientos difíciles y dolorosos. Esto las hace especialmente útiles cuando se necesita liberar energías negativas para pode seguir adelante y perdonar.

Sujeta lágrimas apaches en la mano que da (la dominante) y visualiza que todos tus sentimientos heridos son una sombra oscura que fluye por tu brazo y por tu mano hacia el cristal.

Cuando sientas que te has limpiado, visualiza a la persona que tienes que perdonar y di: «Te libero, te perdono».

Repite esto tanto tiempo como quieras.

TRATAMIENTO N.º 2: RODOCROSITA

La rodocrosita es una encantadora piedra rosa que ayuda al perdón.

Siéntate o échate cómodamente y sujeta la rodocrosita sobre tu corazón con las dos manos.

Repite el mantra. Haz esto hasta que sientas paz.

TRATAMIENTO N.º 3: RED DE PERDÓN Y MEDITACIÓN

Forma la red de perdón de la página 61 y colócala cerca de algún lugar donde puedas meditar cómodamente. Siéntate o échate cerca de la red y visualiza a la persona que quieres perdonar. Imagina que tu conexión energética son ataduras que se extienden entre los dos. Ahora visualiza que cortas esas ataduras mientras repites el mantra o dices «te libero». Una vez cortadas las ataduras, visualiza que la persona que tienes que perdonar está rodeada de luz blanca.

PROSPERIDAD

Mucha gente tiene problemas para alcanzar la prosperidad, debido frecuentemente a la creencia de que su opuesta, la carencia, es la que prevalece en nuestra sociedad. La clave para establecer la prosperidad en tu vida es creer que esta existe en cantidad suficiente y que no tienes que llevarte nada de nadie para ser próspero. Aunque la mayor parte de la gente piensa que la prosperidad tiene que ver con el dinero, en realidad tiene que ver con poseer en abundancia aquello que valoras, como el amor, la compasión, la alegría, la amistad, la salud y, también, el dinero.

MANTRA

Doy gracias por ser próspero.

TRATAMIENTO N.º 1: CITRINO

El citrino es la piedra de la prosperidad más conocida. Me gusta utilizar citrino en el *feng shui* (el sistema chino de disposición de los espacios para facilitar el flujo de energía). Todas las habitaciones de tu casa tienen un rincón de la prosperidad, lo mismo que tu casa entera. Para calcular el rincón de la prosperidad de cada habitación o de la vivienda, ponte en pie a la entrada y mira hacia dentro. El rincón posterior izquierdo de cada habitación o casa es el rincón de la prosperidad. Si eres muy bueno dando y siguiendo indicaciones para llegar a los sitios, o te gusta jugar con brújulas, el rincón suroeste de cada habitación o casa es también el rincón de la riqueza. Utiliza uno de estos tres métodos para establecer la situación de tu rincón de la prosperidad.

Antes de colocar los citrinos, carga cada pieza sujetándola en la mano que da (la dominante) mientras repites el mantra.

Coloca cristales de citrino en el rincón de la prosperidad de cada habitación y también en el de la casa.

TRATAMIENTO N.º 2: AVENTURINA

La aventurina verde también atrae poderosamente la prosperidad.

Sujeta una pieza de aventurina verde en la mano que recibe (la no dominante) y visualiza que tú mismo eres magnético y atraes prosperidad hacia ti.

Repite el mantra de cinco a diez minutos.

TRATAMIENTO N.º 3: RED DE PROSPERIDAD

Crea una red de prosperidad. Colócala en el rincón de la prosperidad de tu casa tal como se describe en el tratamiento numero uno (citrino), en la página anterior.

CONFIGURACIÓN: vesica piscis (creación).

PIEDRA DE ENFOQUE: citrino (prosperidad).

PIEDRAS DE INTENCIÓN: turquesa (suerte y prosperidad).

PIEDRAS PERIMETRALES: cuarzo transparente (amplía).

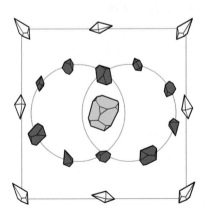

RECHAZO

Es doloroso sentirnos rechazados, tanto si es en una relación personal como en otro ámbito, como el laboral. Cada vez que nos exponemos, sea de la manera que sea, nos arriesgamos al rechazo. Eso es algo que simplemente sucede en la vida y no tenemos ningún control sobre ello. Sin embargo, lo que sí *podemos* controlar es la reacción ante el rechazo, o cualquier miedo al rechazo que te impida probar cosas nuevas.

MANTRA

*Incluso cuando tengo miedo acepto riesgos
que pueden ayudarme a mejorar y crecer.*

TRATAMIENTO N.º 1: CUARZO ROSA

El rechazo es como un aguijón si nos lo tomamos a pecho. No tenemos control alguno de si alguien nos desea, le gustamos o nos elige, pero eso no evita el dolor. Para sanar es dolor que nace del rechazo, tenemos que volver a amarnos a nosotros mismos, y para ello, el cuarzo rosa es una ayuda muy eficaz.

Si estás dolido por el aguijón del rechazo, lleva puesta una joya de cuarzo rosa.

Visualiza que el amor incondicional fluye desde el cuarzo rosa a través de todo tu cuerpo.

TRATAMIENTO N.º 2: HEMATITA

En definitiva, superar el miedo al rechazo se centra en superar el miedo. El miedo es una emoción que empieza en el chakra raíz y se relaciona con la seguridad y la confianza.

Medita con una hematita en la mano que recibe (la no dominante).

Mientras repites el mantra, visualiza que tu miedo al rechazo es una nube negra que fluye desde tu cuerpo hacia la hematita.

Limpia la piedra después de la meditación.

TRATAMIENTO N.º 3: OJO DE TIGRE AMARILLO

El rechazo nos golpea justo en el plexo solar y afecta a la autoimagen y la autoestima.

Fortalecer este chakra ayuda a superar el dolor de los rechazos pasados y sirve para inmunizarse contra el dolor del rechazo en el futuro; porque si tienes un sentido de autoestima fuerte, será menos probable que sufras efectos dañinos cuando te rechacen.

Para utilizar el ojo de tigre amarillo, échate cómodamente de espaldas y coloca el cristal sobre el chakra del plexo solar.

Visualiza que su energía fluye a través de ti y que fortalece tu sentido de autoestima.

REMORDIMIENTO

El remordimiento no es necesariamente una emoción positiva. Lo veo como el efecto a largo plazo de la culpa o la vergüenza no resueltas. Cuando tenemos remordimientos, no logramos concentrarnos bien en aquello que elegimos en la vida, y en lugar de eso nos concentramos en algo que habríamos podido elegir. El remordimiento nos mantiene enfocados en el pasado, en lugar de seguir estando enraizados en el aquí y el ahora. Perdonarnos a nosotros mismos mismo es fundamental para superarlo.

MANTRA

Me alejo de mis remordimientos del pasado.
Me perdono a mí mismo.

TRATAMIENTO N.º 1: CUARZO ROSA

La compasión por uno mismo es la base para liberarse del remordimiento. El cuarzo rosa es un cristal excelente que te ayuda a perdonarte a ti mismo, a tratarte compasivamente y a liberarte del remordimiento.

Échate de espaldas y ponte un cristal de cuarzo rosa sobre el corazón. Cierra los ojos si te parece seguro. Repite el mantra.

TRATAMIENTO N.º 2: CUARZO AHUMADO

El cuarzo ahumado es un cristal que ayuda a liberarse de creencias antiguas, y ¿qué es el remordimiento, sino un viejo sistema de creencias que ya no te sirven?

Lleva una pieza de cuarzo ahumado en el bolsillo.

Si sientes que el remordimiento te sobrepasa o ves que tu mente se desliza hacia el pasado, sujeta el cuarzo ahumado en la mano que da (la dominante) y repite el mantra hasta que el remordimiento se acalle.
Haz esto de manera sistemática.

TRATAMIENTO N.º 3: RED DE LIBERACIÓN DEL REMORDIMIENTO

Haz una red para liberar el remordimiento. Colócala bajo la cama o en alguna otra superficie plana cerca de donde pases mucho tiempo.

CONFIGURACIÓN: triángulo (conecta el cuerpo, la mente y el espíritu).

PIEDRA DE ENFOQUE: cuarzo ahumado (libera viejos sistemas de creencias y transmuta lo negativo en positivo).

PIEDRAS DE INTENCIÓN: aguamarina (libera viejos patrones).

PIEDRAS PERIMETRALES: turmalina negra (absorbe la negatividad).

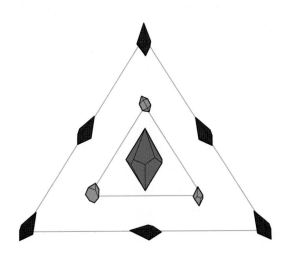

VALOR

El valor no tiene que ver con no sentir miedo; tiene que ver con hacer lo que sabes que es lo correcto para ti, incluso cuando estás asustado. El valor es un rasgo que proviene del chakra del plexo solar, de manera que enfocaremos en esa dirección los tratamientos con cristales.

MANTRA

*Tengo el valor de hacer
lo que sé que sirve para mi mayor beneficio.*

TRATAMIENTO N.º 1: CITRINO

El citrino es una piedra de amplificación y su color amarillo vibra con la frecuencia del chakra del plexo solar. Por lo tanto, es una poderosa piedra del valor.

Cuando necesites tener valor, sujeta un trozo de citrino en la mano que recibe (la no dominante).

Repite el mantra.

TRATAMIENTO N.º 2: AGUAMARINA

A la aguamarina se la conoce como piedra del valor, de manera que es una piedra maravillosa para llevarla encima o ponértela como joya cuando sientas que necesitas un empujón de coraje.

En esos días en que sabes que vas a tener que hacer algo que está fuera de todo lo que conoces y para lo que se necesita valor, adórnate con un brazalete, un collar o un anillo de aguamarina.

Recurre a su energía para que te aporte valor. Repite el mantra.

TRATAMIENTO N.º 3: RED DEL VALOR

La amazonita es otra piedra del valor. Forma una red del valor colocando aguamarina y citrino arriba y abajo, respectivamente con amazonita como piedra de enfoque o central y puntas de cuarzo como piedras perimetrales para dirigir y amplificar la energía. Colócala en donde pases mucho tiempo.

CONFIGURACIÓN: cuadrado.

PIEDRA DE ENFOQUE: amazonita (verde).

PIEDRAS DE INTENCIÓN: aguamarina (azul), citrino.

PIEDRAS PERIMETRALES: puntas de cuarzo transparente (amplifica).

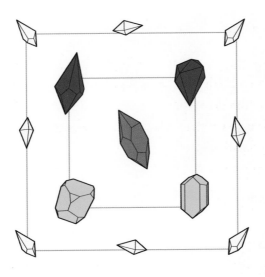

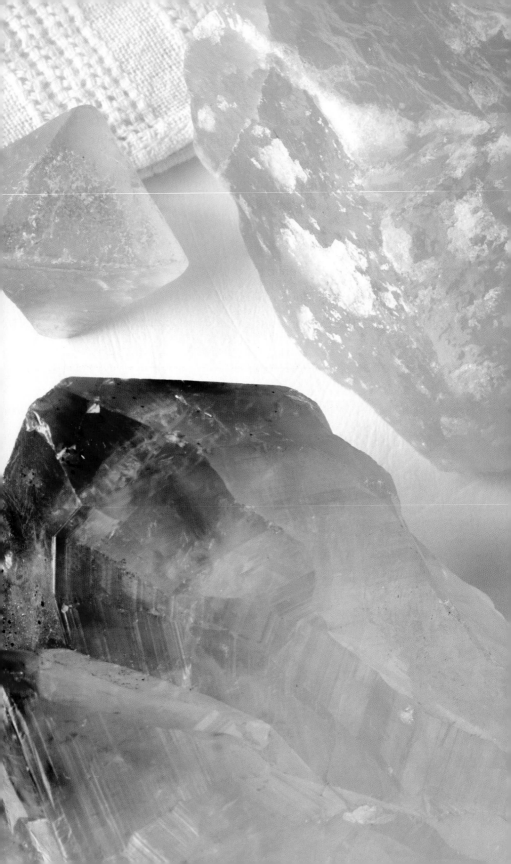

Identifica tu cristal
Guía de colores

	NEGRO		
	Lágrimas apaches		Calcita negra
	Hematita		Jade negro
	Jaspe negro		Cianita negra
	Calamita		Obsidiana
	Ónice		Ópalo negro
	Turmalina negra		

AZUL		
	Ágata de encaje azul	Apatita azul
	Aguamarina	Aventurina azul
	Calcita azul	Calcedonia azul
	Fluorita azul	Cianita azul
	Labradorita	Lapislázuli
	Larimar	Zafiro
	Sodalita	Tanzanita
	Ojo de tigre azul	Turquesa

MARRÓN		
Ágata marrón		Apatita marrón
Aventurina marrón		Jaspe

GRIS		
Ágata negra o gris		Ágata de Botswana
Aventurina gris		Cuarzo ahumado

CRISTALES GUÍA PRÁCTICA

VERDE		
	Ágata de musgo	Amazonita
	Aventurina verde	Calcita verde
	Esmeralda	Epidota
	Fluorita verde	Fucsita
	Granate Tsavorita	Jade verde
	Malaquita	Moldavita
	Peridoto	Turmalina verde

NARANJA		
Apatita naranja		Aventurina naranja
Cornalina		Granate Hessonita
Piedra lunar melocotón		Ópalo de fuego
Zafiro Padparadscha		

MULTICOLOR		
Ágata listada		Ametrina
Fluorita arcoíris		Turmalina sandía

193

ROSA		
	Apatita rosa		Calcita rosa
	Danburita rosa		Fluorita rosa
	Rodocrosita		Cuarzo rosa
	Turmalina rosa		

MORADO		
	Ágata morada		Amatista
	Calcita morada		Fluorita morada
	Jade lavanda		

ROJO				
	Ágata roja		Calcita roja
	Granate rojo		Jade rojo
	Jaspe rojo		Rubí
	Ojo de tigre rojo		

BLANCO		
	Ágata blanca	Calcita blanca
	Danburita	Fluorita incolora
	Howlita	Jade blanco
	Piedra lunar	Ópalo
	Cuarzo transparente	Selenita

AMARILLO		
Ágata amarilla		Ámbar
Apatita amarilla		Aventurina amarilla
Calcita amarilla		Citrino
	Danburita amarilla	Fluorita amarilla
	Jade amarillo	Cianita amarilla
	Ojo de tigre amarillo	Topacio

Glosario

AFIANZAMIENTO: enraizamiento de la energía con la energía de la Tierra.

AFIRMACIÓN: declaración de intención positiva.

AURA: campo energético que se extiende más allá del cuerpo.

CARGA: método para añadir intención a la energía de un cristal.

CHAKRAS: centros energéticos que conectan lo físico con lo no físico.

CONGLOMERADO: sustancia sin estructura cristalina que proviene de la combinación de varios minerales.

CONSCIENCIA SUPERIOR: el yo superior, nuestra parte divina, el alma.

DIVINO: reinos superiores.

ENERGÍA: la sustancia que subyace en toda la materia del universo.

HEXAGONAL: una de las formas de la estructura del sistema cristalino; energéticamente, los cristales hexagonales manifiestan.

INTUICIÓN: información que proviene de la consciencia superior.

ISOMÉTRICO: una de las formas de la estructura del sistema cristalino; energéticamente, los cristales isométricos amplifican e intensifican.

LIMPIEZA: despeje de energía en los cristales de manera que estos puedan resonar en su propia frecuencia.

MANIFESTACIÓN: se refiere a la materialización de deseos y pensamientos. Hacer material lo inmaterial.

MANO QUE DA: la mano que envía energía hacia fuera desde el cuerpo, normalmente la mano dominante.

MANO QUE RECIBE: la mano a través de la cual se recibe energía; habitualmente la mano no dominante.

MANTRA: todo lo que se salmodie durante la meditación para concentrar la mente.

MONOCLÍNICO: una de las formas de la estructura del sistema cristalino; energéticamente, las piedras monoclínicas protegen.

ORTORRÓMBICO: una de las formas de la estructura del sistema cristalino; energéticamente, los cristales ortorrómbicos son limpiadores, despejan y liberan.

PIEDRA DE RELAJACIÓN: una piedra plana y suave sobre la que frotar la yema del pulgar.

SINCRONIZACIÓN: el hecho de que dos sistemas energéticos que tienen vibraciones diferentes se sincronicen cuando se colocan cerca uno del otro.

SISTEMA CRISTALINO: los sistemas diferentes en los que se categorizan los cristales basándose en su patrón de entramado cristalino.

TETRAGONAL: una de las formas de la estructura del sistema cristalino; energéticamente, los cristales tetragonales ayudan a conseguir los deseos.

TRICLÍNICO: una de las formas de la estructura del sistema cristalino; energéticamente, los cristales triclínicos establecen límites y mantienen a raya ciertas energías.

Recursos

Amazon.com: Ofrece una buena selección de lámparas de sal del Himalaya. Teclea «lámparas de sal del Himalaya» en tu buscador.

Crystal-Cure.com: Productos de cristal e información sobre cristales y sus propiedades (en inglés).

HealingCrystals.com: Mi tienda *online* de cristales favorita, con montones de información sobre los cristales así como muchísimos cristales para comprar (en inglés).

Minerals.net: Base de datos con información científica y técnica sobre los minerales (en inglés).

Myss.com: Página web de la escritora Caroline Myss, que ofrece una información excelente sobre los chakras (en inglés).

LIBROS

La biblia de los chakras: la guía definitiva para trabajar con chakras, de Patricia Mercier (Madrid: Gaia Ediciones, 2011).

Crystals for Healing: The Complete Reference Guide, de Karen Frazier (Berkeley, CA: Althea Press, 2015).

Higher Vibes Toolbox: Vibrational Healing for an Empowered Life, de Karen Frazier (La Vergne, TN: Afterlife Publishing, 2017).

El cuerpo sutil: enciclopedia de anatomía energética, de Cyndi Dale (Málaga: Editorial Sirio, 2012).

APLICACIONES

Bowls - Authentic Tibetan Singing Bowls (Oceanhouse Media, 2015). Aplicación con grabaciones de cuencos tibetanos.

Crystal Guide Pocket Edition, de Mark Stevens (Mark Stevens, 2017). Aplicación-guía de cristales curativos.

New Age Stones and Crystals Guide., de August Hesse (Star 7 Engineering, 2010). Aplicación-guía de piedras y cristales.

Solfeggio Sonyc Sound Healing Meditation, de Glenn Harrold y Ali Calderwood (Diviniti Publishing, 2017). Aplicación de meditaciones para sanación por sonido.

Referencias

Crystal Age. «A Brief History of Crystals and Healing». Consultado el 13 de junio de 2017. www.crystalage.com/crystal_information/ crystal_history/.

_____«The Seven Crystal Systems». Consultado el 13 de junio de 2017www.crystalage.com/crystal_information/seven_crystal_ systems/.

Dictionary.com. «Piezoelectric Effect». Consultado el 13 de junio de 2017. www.dictionary.com/browse/piezoelectric-effect.

GemSelect. «How Gemstones Get Their Colors», 11 de marzo de 2018. Consultado el 13 de junio de 2017. www.gemselect.com/ other-info/about-gemstone-color.php.

Golombek, D. A. y R. E. Rosenstein. «Physiology of Circadian Entrainment». *Physiological Reviews* 90, n.º 3 (julio de 2010), 1063-1102. doi:10.1152/physrev.00009.2009.

Hadni, A. «Applications of the Pyroelectric Effect» *Journal of Physics E: Scientific Instruments* 14, n.º 11 (noviembre de 1981), págs. 1233-1240. iopscience.iop.org/article/10.1088/0022-3735/14/ 11/002/pdf.

Joyeros Larson. «What Is the Difference Between a Gemstone, Rock, and Mineral?», 17 de mayo de 2016. Consultado el 13 de junio de 2017. blog.larsonjewelers.com/difference-between-a-gemstone-rock-and-mineral/.

Minerals Education Coalition. «Quartz». Consultado el 13 de junio de 2017. mineralseducationcoalition.org/minerals-database/ quartz/.

Diccionario online de Cristalografía. «Crystal System», 7 de junio de 2017. Consultado el 13 de junio de 2017. reference.iucr.org/dictionary/Crystal_system.

ScienceDaily. «Pyroelectricity». Consultado el 13 de junio de 2017. www.sciencedaily.com/terms/pyroelectricity.htm.

Shea, Neil. «Cavern of Crystal Giants», *National Geographic*. Noviembre de 2008. Consultado el 13 de junio de 2017. http://ngm.nationalgeographic.com/2008/11/crystal-giants/shea-text.

Starr, Michelle. «Quartz Crystal Computer Rocks». *CNET*. 19 de mayo de 2014. Consultado el 13 de junio de 2017. www.cnet.com/news/quartz-crystal-computer-rocks/.

Thompson, R. J., Jr. «The Development of the Quartz Crystal Oscillator Industry of World War II». *IEEE Trans Ultrason Ferroelectr Freq Control* 52, n.º 5 (mayo de 2005): 694-697. www.ncbi.nlm.nih.gov/pubmed/16048172.

The Watch Company, Inc. «Quartz Watches» *WatchCo.com*. Accedida el 13 de junio de 2017. www.watchco.com/quartz-watches/.

Índice temático

Créditos adicionales

Página 35: Albert Russ/Shutterstock.com (hematita); Hapelena/Shutterstock.com (cuarzo ahumado); J. Palys/Shutterstock.com (cuarzo rosa, cuarzo transparente, citrino amarillo, fluorita arcoíris y turmalina negra); Sergey Lavrentev/Shutterstock.com (amatista); Verbaska/Shutterstock.com (turquesa); Mivr/Shutterstock.com (cornalina); página 41-42: Ozef/Shutter-stock.com (labradorita); Vvoe/Shutterstock.com (lágrimas apaches); Albert Russ/Shutterstock.com (rubí); página 94: Verbaska/Shutterstock.com (rugoso); Afitz/Shutterstock.com (pulido); página 96: Marcel Clemens/Shutterstock.com (rugoso); Phodo/iStock (pulido); página 97: Humbak/Shutterstock.com (rugoso); Bestfotostudio/iStock (pulido); página 98: PNSJ88/Shutterstock.com (rugoso); VvoeVale/iStock (pulido); página 115 Shutterstock.com (rugoso); página 99: Imfoto/Shutterstock.com (rugoso); VvoeVale/iStock (pulido); página 95: J. Palys/Shutterstock.com (rugoso); VvoeVale/iStock (pulido); página 100: J. Palys/Shutter-stock.com (rugoso); Verbaska/Shutterstock.com (pulido); página 103: Ratchanat Bua-Ngern/Shutterstock.com (rugoso); Photo/iStock (pulido); página 102: VvoeVale/iStock (rugoso); Reload Studio/iStock (pulido); página 108: Imfoto/Shutterstock.com (rugoso); Byjeng/Shutterstock.com (tallado); página 107: Vvoe/Shutterstock.com; página 109: Marcel Clemens/Shutterstock.com (rugoso); Vvoe/Shutterstock.com (pulido); página 110: Rep0rter/iStock (rugoso); Vvoe/Shutterstock.com (pulido); página 111: Miriam Doerr Martin Frommherz/Shutterstock.com (rugoso); Verbaska/Shutterstock.com (pulido); página 112: Kongsky/Shutterstock.com (rugoso); SirChopin/Shutterstock.com (pulido); página 113 DrPas/iStock (rugoso); Verbaska/Shutterstock.com (pulido); página 104: Stefan-Malloch/iStock (rugoso); Vvoe/Shutterstock.com (pulido); página 114 J. Palys/Shutterstock.com (rugoso); página 116: J. Palys/Shutterstock.com (rugoso); Oliver Mohr/Shutterstock.com (pulido); página 117: Kakabadze George/Shutterstock.com (rugoso); Oleg1/iStock (pulido); página 101: Vitaly Raduntsev/Shutterstock.com (rugoso); página 118: Mali Lucky/Shutterstock.com (rugoso); Madien/Shutterstock.com (pulido); página 119: Stellar Gems/Shutterstock.com (rugoso); página 125: Vvoe/Shutterstock.com (rugoso); página 120: Onlyabrizio/Shutterstock.com (rugoso); PNSJ88/Shutterstock.com (pulido); página 122: J. Palys/Shutterstock.com (rugoso); Nastya Pirieva/Shutterstock.com (pulido); página 123: Michael C. Gray/Shutterstock.com (rugoso); Alexander Hoffmann (pulido); página 124: Albert Russ/Shutterstock.com (rugoso); Vvoe/Shutterstock.com (pulido); página 126: PNSJ88/Shutterstock.com (rugoso); Vvoe/Shutterstock.com (pulido); página 127: Bigjo5/iStock (pulido); página 133: Imfoto/Shutter-stock.com (rugoso); TinaImages/Shutterstock.com (pulido); página 128: VvoeVale/iStock (rugoso); Only Fabrizio/Shutterstock.com (pulido); página 129: Optimarc/Shutterstock.com (rugoso); VvoeVale/iStock (pulido); página 130: PNSJ88/Shutterstock.com (rugoso); página 121: J. Palys/Shutterstock.com (rugoso); Coldmoon Photoproject/Shutterstock.com (pulido); página 131: Albert Russ/Shutterstock.com (rugoso); Nika Lerman/Shutterstock.com (tallado); página 132: Martina Osmy/Shutterstock.com (rugoso); Bildagentur Zoonar GmbH/Shut-terstock.com (tallado); página 105: Andy Koehler/123RF (rugoso); SPbPhoto/Shutterstock.com (pulido); página 189: Roy Palmer/Shutterstock.com (lágrimas apaches, calcita y cianita); Marcel Clemens/Shutterstock.com (ópalo); Vvoe/Shutterstock.com (jaspe); Albert Russ/Shutterstock.com (turmalina); Stockcam/iStock (jade); página 190: Bjphotographs/Shutterstock.com (calcita); Coldmoon Photoproject/Shutterstock.com (ojo de tigre); Martina Osmy/Shutterstock.com (aventurina); página 191: OKondratiuk/Shutterstock.com (aventurina naranja); Tyler Boyes/Shutterstock.com (apatita); Jiri Vaclavek/Shutterstock.com (ágata marrón); Benedek/iStock (jaspe); Clari Massimiliano/Shutterstock.com (ágata de Botswana); Vvoe/Shutterstock.com (aventurina gris); Potapov Alexander/Shutterstock.com (ágata gris); Pancrazio De Vita/Shutterstock.com (cuarzo ahumado); página 192: Olpo/Shut-terstock.com (fluorita); Albert Russ/Shutterstock.com (granate); página 193: MarcelC/iStock (apatita); Fullempty/iStock (calcita); Nadezda Boltaca/Shutterstock.com (granate); Imfoto/Shutterstock.com (zafiro); TinaImages/Shutterstock.com (ópalo); Hsvrs/iStock (ágata); página 194: Optimarc/Shutterstock.com (apatita rosa); Vvoe/Shutterstock.com (calcita rosa); PNSJ88/Shutterstock.com (fluorita rosa); Optimarc/Shutterstock.com (cuarzo rosa); Albert Russ/Shutterstock (calcita morada); Nantarpats/Shutterstock.com (jade); Godrick/iStock (agate); página 195: Vangert/Shutterstock.com (ágata); Vvoe/Shutterstock.com (ojo de tigre); Dafinchi/Shutterstock.com (calcita); YaiSirichai/Shutterstock.com (jade); Aregfly/Shutterstock.com (jaspe); Imfoto/Shutterstock.com (granate); página 196: Zelenskaya/Shutterstock.com (ágata); Albert Russ/Shutterstock.com (fluorita); Miljko/iStock (jade); página 197: Imfoto/Shutterstock.com (aventurina); Tom Grundy/Shutterstock.com (cianita); Reload Design/Shutterstock.com (ojo de tigre); Roy Palmer/Shutterstock.com (apatita); Warunee Chanopas/Shutterstock.com (calcita); Pig photo/Shutterstock.com (fluorita); Nastya22/Shutterstock.com (ágata); HelloRF Zcool/Shutterstock.com (jade); J. Palys/iStock (topacio); contraportada, de arriba abajo: Martina Osmy/Shutterstock.com; Joannabrouwers/iStock.com; Verbaska/Shutterstock.com; Fullempty/iStock; Martina Osmy/Shutterstock.com.